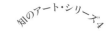

知のフロンティア
生存をめぐる研究の現場

立命館大学生存学研究センター＝監修
渡辺克典＝編

ハーベスト社

知のフロンティア―生存をめぐる研究の現場：目次

はじめに　　　　　　　　　　　　　　　　　　　　　　　渡辺克典　7

Ⅰ　生存をめぐる〈病い〉を考える

まだ終わっていない〈病い〉　　　　　　　　　　　　　　吉田幸恵　12
　　　ハンセン病をめぐる現場

スティーブンス・ジョンソン症候群を通じて「治療」を考える　植村要　14

感染症支援の現場から　　　　　　　　　　　　　　　　　新山智基　16
　　　顧みられない熱帯病・ブルーリ潰瘍支援に取り組む国際 NGO の事例

世界との連携，女性への啓発，老いの不安　　　　　　　北村健太郎　18
　　　血友病コミュニティが直面する課題

精神医療の近代・現代　　　　　　　　　　　　　　　　　　堀智久　20

社会に否定されてきた人々の歴史を掘り起こす　　　　　桐原尚之　22
　　　精神障害者の運動史研究

精神障害者の生きづらさ　　　　　　　　　　　　　　　　白田幸治　24
　　　障害の社会モデルは精神障害を包摂しうるか？

吃音者による組織的活動の現場　　　　　　　　　　　　　渡辺克典　26

聴覚障害／聾者支援の現場から　　　　　　　　　　　　　甲斐更紗　28

日本手話を教育言語とするろう教育を調査する　　クァク・ジョンナン　30

Ⅱ　生存をめぐる〈関係〉を考える

生殖補助医療技術と「親になる資格」　　　　　　　　　　　小門穂　34

生殖補助技術の現場　　　　　　　　　　　　　　　　　　由井秀樹　36
　　　非配偶者間人工授精の現在・過去・未来

養子研究と生存学 吉田一史美 38

統合失調症の子を持つ親をめぐる調査と自己 青木秀光 40

老後が見えない離別女性たち 谷村ひとみ 42
　　　　その人生の作られ方

「主婦を生きる」ことをめぐって 村上潔 44

共依存 小西真理子 46
　　　　依存的な関係性を考える

自死遺族が直面している困難を 藤原信行 48
　　　私的な〈心〉ではなく公的な〈言葉〉から考えてみる

震災における「生」を考える 渡辺克典 50

『放射線を浴びた X 年後』 横田陽子 52
　　　　映画上映と伊東英朗監督を迎えて

日本生命倫理学会開催と
　　　安斎育郎先生特別講演「福島原発事故と生命【いのち】」 堀田義太郎 54

III　生存をめぐる〈仕組み〉を考える

再生医療／研究にコミットする当事者団体から見えてくるもの 坂井めぐみ 58

京都・西陣における地域医療の変遷 西沢いづみ 60

社会的孤立問題とコミュニティカフェ 小辻寿規 62

小規模事業所が生き残るために 辻義宏 64
　　　　訪問介護事業の経営・制度研究

貸付が「福祉」であるための条件を探る 角崎洋平 66

労働相談の実践と研究の狭間で考える 橋口昌治 68

日本の入浴・公衆浴場と欧米の公衆浴場運動 川端美季 70

作業療法学の現代史を描く 田島明子 72

障害者，補助機器，バリアフリー……そしてアート 加藤有希子 74

目　次

現在の韓国における ALS 関連状況　　　　　　　　　　安孝淑　76
　　　　韓国 ALS 協会学術大会に参加して

誰もが生きられる，生きることに迷わない社会に向けて　長谷川唯　78
　　　　障害学国際セミナー2012に参加して

ヴェトナムにおける障害者の「自立生活」の現状と課題　権藤眞由美　80
　　　　ハノイ自立生活センターへの調査から

Ⅳ　生存を〈際（きわ）〉から考える

日本人がアルゼンチン人になるまで　　　　　　　　　石田智恵　84
パナマ東部先住民エンベラのもとで調査すること　　　近藤宏　86
韓国・ソウル近郊に住むフィリピン人移住者たちの社会空間　永田貴聖　88
韓国における「ホームレス」政策の変遷　　　　　　　林徳栄　90
最期の旅　　　　　　　　　　　　　　　　　　　　　鍾宜錚　92
　　　　台湾における死を見つめて

死刑執行を思考する　　　　　　　　　　　　　　　　櫻井悟史　94
人は表現するために生きる　　　　　　　　　　　　　梁説　96
　　　　マダン劇の現場から

植民地主義の時代を越えて　　　　　　　　　　　　　原佑介　98
　　　　引揚げ少年少女たちの戦後文学

「沖縄問題」の現在を歴史化するために　　　　　　　大野光明　100

著者紹介　　　　　　　　　　　　　　　　　　　　　　103

はじめに

渡辺克典

この本について

　本書「知のフロンティア──生存をめぐる研究の現場」は，立命館大学
生存学研究センターのウェブサイトに毎月掲載されている「研究の現場」
を再構成して編まれています。

　最初に，生存学研究センターについて説明したいと思います。生存学研
究センターは，2007年にグローバルCOEプログラム（国際的に卓越した教
育研究拠点形成のための重点的支援）において〈学際，複合，新領域〉分野で
の採択をうけて設立された研究センターです。

　　　立命館大学生存学研究センターは2007年度文部科学省グローバル
　　COEプログラム「生存学」創成拠点の採択を受け，設立されました。
　　5年間のプログラムとして「生存学」創成拠点では，大学院先端総合
　　学術研究科と人間科学研究所が基幹となり，教員・院生・研究員が組
　　織を超えて連携し，研究・教育活動を展開してまいりました。今後は
　　こうした実績を踏まえて「生存学」を構想・提言・実践しつつさらな
　　る展開を行う国内の中核的研究拠点となります。また，海外研究者と
　　の連携を強め，グローバルなハブ機能をもった拠点として国内外での
　　「生存学」の交信を目指します。
　　　　　　　　　　　　　　（生存学研究センター，ウェブサイトより）

　生存学は，社会の中で弱者やマイノリティとして生きざるを得ない状況
におかれがちである人びとの生き抜く過程や技法に着目します。

病い，老い，障害とともに生きること。異なりをもつ身体。

　それは，福祉や医療の対象である前に，人々が生きていく過程であり，生きる知恵や技法が創出される現場です。人々の経験を集積して考察し，社会との関わりを解析し，これからの生き方を構想し，あるべき世界を実現する手立てを示す──それが「生存学」です。

　　　　　　　　　　　（生存学研究センター，ウェブサイトより）

　生存学では，「障害，病い，老いとともに生きること。異なりをもつ身体」を「障老病異」と名付けました。これは，生きていく上での苦を意味する仏教用語「生老病死」をモチーフとした新しい用語として提起されたものです。生存学は，①「障老病異」にある人びとの生／生存を研究する，②従来の学問分野にとらわれない〈学際，複合，新領域〉の試みとして，③国際的に卓越した教育研究拠点を目指す活動であるとまとめることできます。

　生存学研究センターの成果発信の一環として，2011年3月より毎月1回，日本語と英語でウェブ発信しているのが，「研究の現場」です。「研究の現場」では，生存学の活動に参加する大学院生や研究員を主として，アカデミックな議論に通じていない方にも読みやすく，また，読み手が〈現場〉を追体験できるようなエピソードを交えた記事を掲載しつづけています。その内容は，大学院生による先駆的な問題関心や，研究活動を通じた成果，あるいは研究センターの活動紹介と多岐にわたっています。

この本の「使い方」

　本書は「生存学」にかかわる記事を見開きで1つずつ掲載しています。ただし，生存学は多様な分野をふくんでいるため，本書では多様な「障老病異」をめぐる研究課題について，〈病い〉〈関係〉や〈仕組み〉といった視点，あるいは国際的な研究や，特定の領域にとどまらない〈際（きわ）〉といったテーマ群に分けています。ただし，それぞれのテーマ群の間で

も，研究の課題を見出すことは可能かもしれません。目次の順序を気にすることなく，読者であるみなさんの関心に沿って読みすすめていただいて問題ありません。

　それぞれの記事の中で，気になった，あるいはさらに研究課題について知りたくなった場合には，初出である生存学研究センターの「研究の現場」をたどってみてください。本書では，記事ごとに初出のウェブアドレスも記載してあります。「研究の現場」のウェブページには，本書のもととなった文章とともに，組織や活動や筆者自身の情報が記されているリンクが記載されている記事もあります。「研究の現場」のウェブページから，さらなる知のフロンティアを垣間見ることができるでしょう。

　「研究の現場」とそのリンク先を読み，さらに研究内容に関心をもったのであれば，みなさんはすでに知のフロンティアに立っています。そこから，研究の実践がはじまります。気になった用語があったのであれば，図書館や国立情報学研究所の CiNii (http://ci.nii.ac.jp/) のような検索サイトで調べてみるのもよいでしょう。あるいは，記事をもちよってディスカッションによる学習をすすめてみると，理解がさらに深まると思います。

　「生存学」に関心をもったのであれば，まずは生存学のエッセンスをまとめた『生存学の企て』(立命館大学生存学研究センター編，生活書院，2016年)を手に取ってみてください。「障老病異と共に暮らす世界」をまなざす知のフロンティアに誘ってくれると思います。

謝辞

　本書は，立命館大学研究高度化推進制度・研究拠点形成支援プログラムの助成を受けています。立命館大学先端総合学術研究科院生の橋本雄太さんには，本書の原稿とりまとめにおいて多大なご助力をいただきました。出版に際し，ハーベスト社の小林達也さんにはたいへんお世話になりました。記して感謝申し上げます。

Ⅰ　生存をめぐる〈病い〉を考える

まだ終わっていない〈病い〉
ハンセン病をめぐる現場

　「ハンセン病（Hansen's disease）」とは，抗酸菌の一種である「らい菌」(Mycobacterium leprae) の末梢神経細胞内寄生によって引き起こされる感染症で，現在は使われていませんが，以前は「らい〈癩〉病」と呼ばれていました。日本では，1907年に「癩予防ニ関スル法律」が公布され，1931年に「癩予防法」に改正され，1953年に「らい予防法」が制定されました。この「らい予防法」には強制隔離入所や，外出制限，秩序維持のための所長の権限などが強く規定され，ハンセン病を患うと地域ではなく療養所に隔離されて生活することが当たり前のように思われてきました。

　確かに感染症は，ハンセン病に限らず一時的に隔離し治療しなければならない病気ですが，ハンセン病は感染力がそんなに強くなかったにもかかわらず，発症してからの後遺症や，そして迷信・因習から「絶対的に隔離しなければならない存在」だとされてしまい，社会的差別の対象となっていました。わたしは「なぜひとがひとを隔離するのか」という疑問を持ち，2004年頃から鹿児島県と熊本県の国立療養所においてフィールドワークをおこなってきました。

　「らい予防法」は1996年に廃止され，その後制定された「ハンセン病問題の解決の促進に関する法律」には，ハンセン病療養所のすべての入所者に対し，医療，福祉，生活の施策を行うこと，これからも対象者の存在する限り，その生活を維持・継続していくこと，社会生活を送っている在宅患者においても従来どおり国の費用による援助がなされることなどが規定されまし

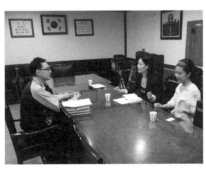
韓国のハンセン病者支援団体への聞き取り
（写真中央が筆者）

た。1907年に「癩予防ニ関スル法律」が施行されてから90年，ようやくハンセン病を患ったことがあるひとたちは法的な水準で「人間」として認められました。このように強制隔離の規定はなくなり，2004年に国賠訴訟が結審され，「終わった」かのように考えられているハンセン病問題ですが，全く終わっていません。全国の療養所入所者の高齢化は進んでおり，実際に今更ひとりで社会生活を送ることが不可能なひとが多く，その後の生活保障問題や医療保障問題，なによりもまだ差別の磁場におかれているのです。

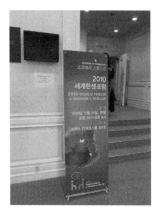

2010年に開催された国際フォーラム会場にて（撮影筆者）

　わたしは2010年より韓国のハンセン病施策についての調査も開始し，その年の11月に韓国・ソウル特別市でおこなわれた「WORLD FORUM on HANSEN's DISEASE」に参加しました。初めて国際会議に参加したのですが，世界中のハンセン病問題に関係するひとたちが一同に介し，いまだに残る前述の問題についてあらゆる視点から討議する姿が印象的でした。高齢化のため，声をあげる当事者たちが減少しているという現状がありますが，わたしたち研究者は，当事者の生の声に耳を傾け，その生きてきた歴史を辿り，なお存在する生活問題を解決しようとしたり，差別構造を理解したりしようとしています。まだなにも終わってないのです。

　すべてのひとがこの社会で「生存」しやすくなるように / してもいいように――ひとつの〈病い〉を例に考える研究者は数多くおり，わたしもそのなかのひとりとして，いま，資質が問われていると感じながら日々研究を遂行しています。

初出：2011年6月30日（http://www.ritsumei-arsvi.org/news/read/id/441）

吉田幸恵（よしだ　さちえ）

スティーブンス・ジョンソン症候群を通じて「治療」を考える

　2013年6月8日，千駄ヶ谷の津田ホールでは，スティーブンス・ジョンソン症候群（以下，SJS）患者会の総会が開催されていた。受付前や会場の各所で数ヵ月ぶり，数年ぶりの再会を喜びあう声が上がる。予想だにしなかった病気に見舞われ，生死の境をさまよい，失明した人にとって，再会はそれだけで奇跡のようでさえある。互いの体調を気遣って近況を報告しあう人もいれば，総会もそこそこに飲みにいく予定を立て始める人もいる。総会には会員が全国各地から集まる。だが，体調が不安定だったり，移動の不便から介助者がいなければ参加できない人も多い。総会は，次に会えるのがいつになるかわからない貴重な再会の機会である。

　SJSは，指定難病の一つであり，重症多形滲出性紅斑の一類型である。難病情報センターのHPによると，発症は年間に人口100万人当たり1-10人程度と推定され，年齢層は小児から高齢者まで幅広い。原因・機序は，薬剤や感染症などが契機となって免疫学的な変化が生じると推定されているが，統一された見解はない。しかし，医薬品の投与に先立って発症を予知することは困難である。症状は，高熱，全身に水疱を多発する。予後は，皮膚症状の軽快後も眼や呼吸器などに後遺症を残すことがあり，多臓器障害から死亡することさえもある。死亡率は3-10％である。

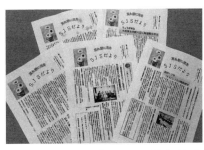
SJS患者を励ます会発行『SJSだより』（許諾を得て掲載）

　私がSJS患者会の集まりに初めて参加したのは，2001年12月2日，大阪の千里中央で関西地域の第1回目の集まりが開催されたときのことだ。参加者は数名だった。そのほとんどが，SJSという病気についての知識も乏しく，自分を含めて周囲にはその病名を知

る人さえいない孤立した日々を生きていた。発症当初の激しい症状や，その後の生活ぶりなど，話せば話すほど共通点が多く，それだけで互いの全てをわかりあった仲だという気持ちになれた。

　SJSを発症した一人として参加したSJS患者会は，大学院生になって以降の私にとって，研究対象にもなった。最初は，改良型歯根部利用人工角膜移植を受けた人の経験について調べてきた。これは，歯を目に移植して視力を回復するという驚きの手術である。この手術を日本で初めて受けたのが，SJSによって失明した人だった。中途失明した人が視力を回復したのだから，誰しもが歓迎するような良い話のはずだ。たしかに数字上の視力は，回復といえるほどになった。しかし，見え方には特徴があり，また，日々の手入れや外見の変化など，様々な不便が発生していた。このような治療後の不便とそれへの対応は，私に「治療」とは何かと問わずにいられなくした。

　何らかの病気の治療として飲んだ薬によって，まったく別の病気を発症し，急性期の症状が治まってからも後遺症の治療を継続しなければならない。SJSは，医療が「治療」として行なっていることが何をもたらしているのかを問いかけてくる。SJSを通じて「治療」について考えなければならない課題は，まだ多くある。

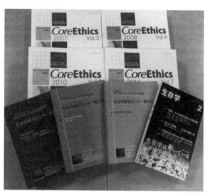

論文の掲載紙

初出：2013年7月1日（http://www.ritsumei-arsvi.org/news/read/id/521）

植村要（うえむら　かなめ）

感染症支援の現場から
顧みられない熱帯病・ブルーリ潰瘍支援に取り組む国際 NGO の事例

　顧みられない熱帯病（Neglected Tropical Diseases）は，近年，驚異的な猛威を振るい，その危険性について世界的な対策の重要性が認識されはじめてきた感染症です。なかでも，私自身が研究課題としているブルーリ潰瘍（Buruli ulcer）も注目されることがなかった「顧みられない熱帯病」として，一部の専門家によって十数年前から問題提起がなされてきました。

　私自身も所属している日本でも数少ないブルーリ潰瘍への支援団体である神戸国際大学ブルーリ潰瘍問題支援プロジェクト（Project SCOBU）は，現在，教育分野や理学療法分野を中心に支援を展開しています。教育支援に注目している背景には，他の多くの団体が医療分野の支援を実施しているものの，医療分野以外の支援を行う団体は少なく，治療後の教育や家族への支援に視点を向けた支援は十分に行われていないからです。ここでの支援の成果は，WHO ブルーリ潰瘍対策専門家会議（WHO Meeting on Buruli ulcer Control and Research）を通じて報告を行っています。

　1999年に神戸国際大学に設立された Project SCOBU は，日本国内では募金や啓発活動，地域のイベント，チャリティーコンサート，高等学校での講演会，シンポジウムなどを通して地域と密着した活動を行いながら，地域の人々との交流を図ることで理解・協力を得られるように取り組んでいます。

　国際的な活動では，2017年2月現在，トーゴ共和国で「神戸国際大学ブルーリ潰瘍

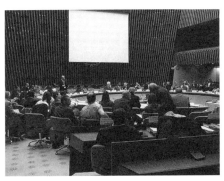

WHO で開催されたブルーリ潰瘍対策専門家会議の様子（2007年4月2日、スイス・ジュネーブにて筆者撮影）

子ども教育基金」を実施しています。病院内教育（in-hospital education）の支援を展開し，入院中にどうしても遠ざかってしまう教育機会を確保することで，治癒後（退院後），子どもたちの就学復帰をスムーズにすることが目的です。また，新たな取り組みとして，同大学に2009年リハビリテーション学部が新設されたことを契機に，トーゴ共和国で「理学療法技術支援プログラム」を実施し，現地での講習を通じて技術提供を行っています。

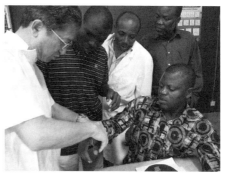

トーゴ共和国で実施している「理学療法技術支援プログラムの様子（2013年8月29日，トーゴ共和国・テヴェ地域中央病院にて筆者撮影）

　このような研究・活動を基礎として，2014年9月には『顧みられない熱帯病と国際協力――ブルーリ潰瘍支援における小規模NGOのアプローチ』(学文社)を刊行しました。また，ブルーリ潰瘍だけでなく，他の感染症としてHIV/AIDSへの取り組みを通じて，顧みられない熱帯病問題への支援の手がかりを模索しています。その成果のひとつとして，2011年12月には『世界を動かしたアフリカのHIV陽性者運動――生存の視座から』(生活書院)を刊行しています。同書は，HIV陽性者の運動がエイズを取り巻く状況（対策・支援など）にどのような影響・変化を与えたのか，患者が死・生存の恐怖，差別・偏見，病気による苦しみなどからどのようにして活動を展開してきたのか，HIV陽性者の大多数を占める途上国の動きを中心に，今まで専門的な書籍でもあまり伝えきれていない視点で書き上げています。

初出：2011年4月20日（http://www.ritsumei-arsvi.org/news/read/id/1）

新山智基（にいやま　ともき）

世界との連携，女性への啓発，老いの不安
血友病コミュニティが直面する課題

　私は，戦後日本の血友病コミュニティの歴史を軸に，血友病者を取り巻く論点を研究する一方，支援活動も行なっています。人文社会科学の領域では，血友病は世界的にもエイズ問題を中心に論じられてきました。エイズ問題以前の日本の血友病コミュニティを論じたのは，北村健太郎『日本の血友病者の歴史——他者歓待・社会参加・抗議運動』生活書院（2014年）だけです。

　1980年代のエイズ問題は，日本の血友病コミュニティを破壊しました。日本の血友病コミュニティは，国家賠償訴訟に多大な時間と労力を費やしたため，世界血友病連盟（以下，WFH）との連携が途絶えました。訴訟の和解後，ようやくWFHとの関係修復に取り組める環境になりましたが，各国代表組織（以下，NMO）を担う全国組織は消滅していたのです。

　2002年，世界の動向に敏感な血友病者たちが新たな全国組織として，血友病とともに生きる人のための委員会（以下，JCPH）を設立しました。2006年，JCPHはWFH総会で日本のNMOに認証されました。2008年，地域患者会は，ヘモフィリア友の会全国ネットワーク（以下，全国ネットワーク）を結成しました。JCPHと全国ネットワークはそれぞれの特徴を生かして，WFHとの連携をJCPHが，国内の問題を全国ネットワークが担いました。

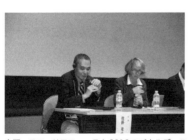

全国ヘモフィリアフォーラム2013のパネルディスカッション。司会の佐野竜介理事長（左）とパネリストのアリソン・ストリート元WFH医療担当副会長（右）。（全国ネットワークの許諾を得て掲載）

　全国ネットワークの有志は実行委員会を組織して，2010年にJCPHと協力して全国ヘモフィリアフォーラムを開催しました。2012年，全国ネットワークは一般社団法人に移行して，2013年4月13日および14日，全国ヘモフィリアフォーラム2013を開催しました。

　13日のパネルディスカッションで

は，世界における日本の役割が議論されました。全国ネットワークは，国産凝固因子製剤のWFHへの寄付を日本赤十字社に要望しました。フォーラム前日，全国ネットワークは来日したアリソン・ストリート氏（元WFH医療担当副会長），ロバート・レオン氏（アジア西太平洋地域マネージャー）とともに厚生労働省を訪問し，血友病の世界的な医療格差，WFHの製剤寄付の方針などを説明しました。司会の佐野竜介氏（全国ネットワーク理事長）が製剤寄付の要望活動を報告，パネリストのストリート氏，加藤誠実氏（厚生労働省血液対策課長）からもコメントをいただきました。

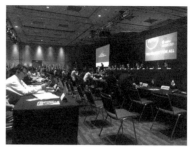

WFH総会の開会前の様子。右端にNMOに復帰した「JAPAN」の席が準備されている。しばらくして，佐野竜介理事長が着席した。（全国ネットワークの許諾を得て掲載）

14日は分科会ごとに話し合いました。特に「女性・保因者」分科会は，近年の世界の血友病コミュニティの重要な課題です。日本でも女性の出血に関する知識の啓発，適切な診断や治療について話し合う気運が形成されつつあります。また，「長期的な生活設計」分科会では，中年以上の血友病者の成人病や老いによる悩み，親の介護などの将来の不安が話し合われました。

2014年，JCPHが主要メンバーの体調不良など複数の事情から解散しました。全国ネットワークは，すぐにNMO資格取得の手続に入り，2016年にアメリカのオーランドで開催されたWFH総会で日本のNMOに認証されました。

今後の全国ネットワークは，WFHと連携した血友病や血液疾患の問題への積極的な関与が期待されます。同時に，NMOとして組織の安定と次世代の育成という容易でない課題に直面しています。血友病コミュニティの現在の考察は，過去の問題や論点の認識を深めるとともに，未来に向けた活動の指針につながると考えます。

初出：2013年8月1日（http://www.ritsumei-arsvi.org/news/read/id/524）

北村健太郎（きたむら　けんたろう）

精神医療の近代・現代

かつて私は，立命館大学の生存学研究センターで研究員をつとめ，その
プロジェクトに関わっていたことがあります。当時，生存学研究センター
には，立命館大学の大学院生を中心に，私のような研究員を含めさまざま
な研究者が関わっていました。

今でも私の印象に残っているのは，先端総合学術研究科の大学院生を中
心とする「精神保健・医療と社会」研究会（院生プロジェクト）の活動です。
定期的に集まって読書会や各自の研究報告を行うことが中心でしたが，と
きには外部の講師をお招きしてレクチャーをいただくこともありました。
たとえば，2011年10月には，本研究会主催で，山本眞理（長野英子）さん
（当時，全国「精神病」者集団会員／障がい者制度改革推進会議総合福祉部会・部会メ
ンバー/World Network of Users and Survivors of Psychiatry 理事）をお招きし，
公開インタビュー「『精神病』者集団，差別に抗する現代史」が開催されて
います。この公開インタビューは2回の休憩を挟んで4時間以上にも及び，
また学外の院生や当事者の方も参加され，会場には熱気がこもりました。

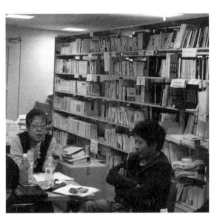

一番奥：山本眞理さん（語り手）、右：立岩真也（聞き手）
（撮影筆者）

私自身はといえば，当時は精神
医療の現代史と密接に関わりのあ
る日本臨床心理学会の学会改革を
取り上げた歴史研究をしていまし
た。1970年代以降，日本臨床心
理学会の会員（とくに若い世代の会
員）は，心理テストやカウンセリ
ングの加害性を問題にし，学会全
体のテーマとして臨床心理学や技
術の差別性の批判的検証を行うよ
うになります。たとえば，教育現

場で使われる心理テストが障害児の選別のために用いられていることや，精神科で使われるカウンセリングが患者の生活総体を無視して，患者を上手に飼いならすために利用されていることなどが批判されていきます。

こうした日本臨床心理学会の学会改革に関わってきた会員は，ある意味で，精神医療の現場で心理職が抱える問題について，まじめに考えてきた人たちだといえます。上の写真に写っている宮脇稔さん（当時大阪人間科学大学教授／全国保健・医療・福祉心理職能協会会長）もその一人です。宮脇さんは，1976年に浅香山病院に入職し，以後，本病院の臨床心理室で25年間，精神障害者社会復帰施設で8年間，心理職として仕事をされてきました。

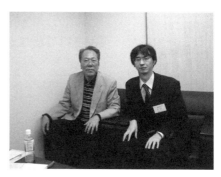

左：宮脇稔さん、右：堀智久（筆者）

1980年代後半になると，精神障害者の人権擁護やコメディカルの充実の観点から，厚生省は医療心理職の国家資格化に着手し，日本臨床心理学会としても国家資格を否定しきれない状況に追い込まれていきます。こうした背景のもとで，宮脇さんは，医療心理職の制度的な裏づけが必要であることなどから，医療心理職の国家資格化を否定しきれないと考える立場をとるようになります。

これらの私の研究は，立命館大学の学術図書出版推進プログラムの助成を受けて出版された拙著『障害学のアイデンティティ──日本の障害者運動の歴史から』生活書院（2014年）にもまとめられておりますので，ぜひ一度手にとってみていただければ幸いです。

初出：2012年2月1日（http://www.ritsumei-arsvi.org/news/read/id/1）

堀智久（ほり　ともひさ）

社会に否定されてきた人々の歴史を掘り起こす
精神障害者の運動史研究

　我々が過ごす社会の成員には，精神障害のある人が含まれています。精神障害者は，たびたび精神障害を理由に行動や考えを他人によって否定される経験を強いられてきました。また，精神障害者の行動や考えは，社会にとって都合のいい捉え方がなされてきました。例えば，犯罪事件が発生した場合，被疑者が精神障害であると，精神障害ゆえに犯罪をおかしたかのように報道されます。すると，社会は精神障害者とは犯罪をおかすものだと決めつけ，精神障害者を強制的に入院させる医療観察法などの法制度を制定していきます。このように精神障害者は，精神障害者であるというだけで，社会からさまざまな抑圧を受けています。

　抑圧が生起する原因は，社会に生きる人間の中に障害者の存在が想定されていないからです。障害のない人を前提とした社会の設計が進み，障害者にとって不便な設備，制度，慣行が数多くできていきました。障害のない人を前提とした社会では，学習したら読み書き計算ができて当然，目が見えて耳が聞こえて身体が動いて当然，集団行動ができて当然，仕事をもって収入を得て暮らすのが当然であると考えられるようになります。

　そのような中にあって障害者たちは，地域で当たり前に生活しようと社会運動を起こし，社会の考え方やルールに変化を与えてきました。とくに，障害のない人たちによって当たり前とされてきた価値規範が障害者にとって生きづらさをつくり出していることが問題とされ，さまざまな議論を重ねながら障害者がいる社会に向かうため

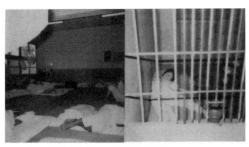

1970年代の精神科病院内の風景（筆者保有）

の新たな規範の構築・内面化が繰り返し行われてきました。例えば，従来ならば精神障害者が判断能力のない場合に決定行為等をできないようにして，代わりに決める人を立てることが権利擁護だと考えられてきました。しかし，精神障害者の社会運動は，障害者権利条約の交渉におい

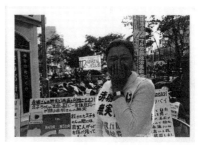
無実の赤堀政夫さんの生還を訴えるデモの風景（筆者保有）

て本人の決定行為をできなくさせるのではなく，支援しながら決めていけるようにすることが権利であると主張しました。主張する精神障害者は，単独で抗議をすることもありましたが，相手にされず黙殺されていきました。それゆえ，精神障害者は精神障害者で構成する団体を結成し，団体として意見を出していくようになりました。

　ところが，社会に黙殺されないために展開したはずの精神障害者による社会運動は，どれくらいの人に知られているのでしょうか。実は，精神障害者の支援を生業とする医療関係者・福祉関係者の間でもほとんど知られていないのです。精神保健福祉士養成科目には，精神保健福祉論があります。精神保健福祉論は，精神保健福祉に関する制度，歴史，理論を網羅しており，精神障害者を取り巻く現状についての基礎的な知識の集合体であるといえます。しかし，筆者が精神障害者の社会運動の担い手（研究協力者）に聞き取り調査をしたところ，精神保健福祉論に記されている歴史と異なる歴史認識の下に抗議活動が展開されてきたことがわかりました。

　筆者は，精神障害者の社会運動の担い手である諸先輩方に体験を聞きながら，どのように精神障害者が闘ってきたのかを歴史的に明らかにしていきたいと思っています。また，筆者自身も歴史の記述活動を通じて社会の在り様に抵抗していきたいです。

初出：2014年9月1日（http://www.ritsumei-arsvi.org/news/read/id/589）

桐原尚之（きりはら　なおゆき）

精神障害者の生きづらさ
障害の社会モデルは精神障害を包摂しうるか？

　精神障害は長らく病として治療の対象とされ，医学の認識枠組みのなか
で語られてきました。障害をどうとらえるかを問う言説のなかに，「障害
の社会モデル」と呼ばれるものがあります。社会モデルは医学や治療がも
つ抑圧性を批判し，障害を語る際に病や身体的欠損であるインペアメン
ト（impairment）ではなく，社会的な不利益であるディスアビリティ（dis-
ability）の状況に陥れる社会のあり方こそが障害者を生きづらくさせている
と指摘し，社会を変えることで「障害＝ディスアビリティ」が解消できる
と主張します。

　社会モデルは身体障害を理論構築の基礎にしていますが，精神障害につ
いても同じように社会変革こそが障害当事者を解放する方策だと述べてい
るように思われます。しかし，社会的要因に還元され尽くさない精神障害
の生きづらさを経験したわたしは，その主張にずっと違和感を覚えてきま
した。二十代でこころの病を発症して以来，精神障害はわたしのアイデン
ティティの核にあり続けています。わたしが体験したのは，自らの存在そ
のものが脅かされる生きづらさです。わたしの研究課題は，生きづらさを
伴う精神障害とはそもそも何であるのか，そしてそこから解放される途は
あるのかにあります。

　身体障害は，インペアメントである心身機能と身体構造の欠損が何であ
るかが比較的明確で，欠損を補ってディスアビリティから脱却する方策も
また，ある程度明瞭です。それに対して，精神障害者のディスアビリティ
を解消するのに，どんな対応が適切なのかはそれほど簡単ではありません。
自閉を続ける精神障害者は，ヘルパーが付き添うことで外出できるように
なるのでしょうか。ヘルパーの存在そのものが恐怖をつくりだし，さらな
る自閉へと追い込むかもしれません。そもそも彼女や彼らは外出を望んで

I 生存をめぐる〈病い〉を考える

いるのでしょうか。もし望んでいるとしても，それは妄想や強迫に駆られた結果かもしれません。妄想や強迫に基因する外出を手助けすることが，ディスアビリティの解消につながるのでしょうか。疑問は延々と続きます。結局のところ，精神障害は医学モデルと社会モデルの間に置き去りにされてきたといえるのではないでしょうか。

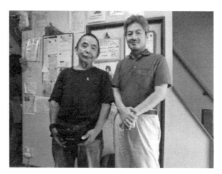
聴き取りをさせてもらった当事者と

わたしは，精神障害者が何を自らの生きづらさととらえているかという原点に立ち返るべきだと考えます。精神障害当事者であるわたしが同じ生きづらさを抱える者として聴き取りをし，精神障害者自身がとらえる精神障害なることやものの再構成に取り組んでいます。それは，治療を目的とする精神医学や社会変革を目標に据える社会モデルとは異なる試みでもあります。

自らの体験を踏まえて，精神障害者の生きづらさは身体障害とは別のかたちで病やインペアメントそのものにあり，精神障害特有の生きづらさからの解放の途は同じ生きづらさを体験した者同士によるわかちあいにしかないのではないかという仮説をもつようになりました。この仮説を検証し，社会モデルに替わる精神障害に相応しい障害モデルを構築したいと考えています。

初出：2014年2月1日（http://www.ritsumei-arsvi.org/news/read/id/546）

白田幸治（しらた　こうじ）

吃音者による組織的活動の現場

　「たまご」という言葉を発する際に,「た, た, た,,, たまご」と発声してしまう言語障害があります。このような言語障害は,「吃音（きつおん）」とよばれます。吃音者は, 言葉が発せないわけでもなく, また, つねに治療を受けなければ日常生活が営めないわけでもありません。だからといって, 吃音者の〈生存〉はたやすいわけでもありません。

　吃音は発達障害に分類される言語障害ですが, 成人になっても吃音者に対して確実な治療方法があるわけではありません。吃音をもったまま生きる成人吃音者たちは, 1970年代に「吃音をもったまま生きること」を宣言し, 当事者団体「言友会（げんゆうかい）」を立ち上げています。言友会は, 当初は治療・矯正を目指して立ちあげられましたが, 次第に吃音が治療されないことに対して向かい合うようになりました。そして, 1976年に「まず自らが吃音者であることを, また, どもりを持ったままの生き方を確立することを, 社会にも自らにも宣言する」と記された「吃音者宣言」を採択します。

　言友会は, 国内外で積極的な活動をおこなっていきます。たとえば, 吃音者による初の国際会議は, 1986年に京都で開催されました。この国際会議は, 現在でも3年ごとに開催されています。1980年代以降は, 当事者による自助（セルフヘルプ）活動もおこなうようになります。そして, 1990年代後半から2000年代にかけて, 新たな展開を見せるようになってきました。

　そのひとつとして, 専門家で

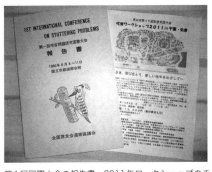

第1回国際大会の報告書・2011年ワークショップのチラシ

ある言語聴覚士との協働があります。日本では，長い間，言語治療を専門的におこなう専門的な資格がありませんでした。1998年の言語聴覚士法施行後，多くの専門家がうまれるようになりました。これ以降，とくに吃音の治療という側面に対して，言語聴覚士との連携に取り組むようになっています。

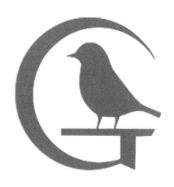

特定非営利活動法人全国言友会連絡協議会のロゴ

また，専門家との協働とも連携した，団体活動の拡大があります。これまで，言友会はあくまでも当事者による団体として活動をおこなってきました。言語聴覚士法とほぼ同時期に法的に整備された特定非営利活動促進法は，地方の団体（千葉や横浜など）のNPO法人化を進めるきっかけとなりました。2006年には，全国協議会もNPO法人化されました。こういった制度化は，団体に所属する吃音当事者だけに限定しない「公共性」への新しい取り組みにもつながっていきます。「吃音がある人たちに対する社会的支援の在り方検討委員会」設置に取り組まれるようになりました

言友会は，専門家・団体活動に関する社会変化のなかで，近年では制度の変革を目指した社会的支援に取り組む「現場」となっています。これまで，吃音は「軽度」の障害ととらえられ，吃音者をめぐる「社会問題」への取り組みがあまりなされてきませんでした。言友会は，当事者の立場から〈社会問題としての吃音〉に取り組む「現場」でもあるのです。

初出:2012年1月1日（http://www.ritsumei-arsvi.org/news/read/id/465）

渡辺克典（わたなべ かつのり）

聴覚障害／聾者支援の現場から

　最近の聴覚障害教育では，デジタル補聴器や人工内耳等の補聴テクノロジーの進歩により聴覚活用の可能性が拡がるとともに，手話を中心にすえた指導や支援も拡がっています。従来の聴覚障害教育では，聞こえない，聞こえにくい子・者が相互に深く語り合える「手話（日本手話，日本語対応手話も含む）」はみっともない，はずかしいものであるとされ，手話で教育する手話法が否定されてきました。その結果，聞こえない者のアイデンティティ発達の問題（聞こえないことによるネガティブな自己の肥大，対人関係形成の困難，家族関係の軋轢など），日本語リテラシー獲得の問題，就労の問題，生活が困難である聴覚障害／聾者の存在，社会参加の壁などの多くの問題が存在しています。

　私は臨床心理学を専門とし，長年にわたって聞こえない，聞こえにくい子・者の心理的支援の現場にいます。その経験を踏まえ，聞こえない，聞こえにくい子・者のアイデンティティ発達と自己物語の再構築についての研究や，高等教育における聴覚障害学生への心理的支援に関する研究を進めています。

　さて，私の研究分野でもっとも大きな権威があるものとして，聾教育国際会議（International Congress on the Education of the Deaf 以下，ICED）があげられます。この ICED は長い歴史をもち，第1回は1878年にフランスで開催されました。第2回の1880年はイタリアのミラノで開催されましたが，その会議では手話法を禁じ，口話法を奨励する決議文

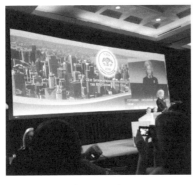

開会式の際に、大会役員の一人である Marguerite Henderson 氏が「ミラノ会議の決議全文をリジェクトする」という文書を読み上げている様子（撮影筆者）

Ｉ　生存をめぐる〈病い〉を考える

が採択されました（その時の内容については様々な説があり，調査が必要でありますが）。この出来事は聴覚障害／聾者の言語と尊厳を傷つけ，長年問題となっていました。

　それから130年後の2010年7月，カナダのバンクーバーで開かれた第21回 ICED は「手話を否定したミラノ会議のすべての決議を却下する」旨の決議を採択しました。ミラノ会議での決議は「有害な結果をもたらした」と認め，「すべての国のろう教育で，すべての言語とコミュニケーション手段を尊重する」との立場から聴覚障害教育に手話を取り入れることを促しています（http://nad.org/sites/default/files/2010/July/ICEDNewEra-Vancouver2010.pdf）。決議の瞬間，参加者はスタンディング・オベーションで湧きたち，「今日，歴史が作られた」と興奮して（手話で）叫びました。

　私は研究発表をするためにバンクーバー ICED に参加し，この歴史的瞬間に立ち会うことができました。我が国においても，手話が伝達手段の範囲のみで終わるのではなく，教育言語として位置付けられ，言語として理解することが聴覚障害教育には必要であると考えられます。この知見を聾／聴覚障害者支援の場に活かせられるように取り組んでいくことが私の役割だと考えています。

初出：2011年11月1日（http://www.ritsumei-arsvi.org/news/read/id/459）

甲斐更紗（かい　さらさ）

日本手話を教育言語とするろう教育を調査する

　日本のろう教育では，これまで聴覚口話法による音声日本語の学習に重点を置いてきました。聴覚口話法とは，口の形や補聴器などを活用しながら音声言語を身につける言語指導法です。近年では手話を活用することの必要性が認識され，多くのろう学校で手話を取り入れた教育を実施しています。ろう学校に使用されている手話は，日本語の語順にしたがって手話単語をならべるものである場合が多いといわれています。それは日本語に対応するという意味として「日本語対応手話」と呼ばれています。また，ろう学校に勤務している教師の多くは聞こえる人（聴者）であり，手話でどの程度コミュニケーションがとれるのかは，かなり個人差があります。「日本手話」は，ろう者コミュニティのなかで使用されていることばであり，日本語とは異なる文法や体系を持っている別の言語です。

　1990年代の後半，従来のろう教育に問題を感じていたろう者や聴者により，日本手話を教育言語とするフリースクール「龍の子学園」が登場しました。日本手話を教育言語とするということは，日本手話によって授業が行われることを意味します。フリースクール龍の子学園は，ろう児をもつ親の支持を得て，2007年には学校法人の認可を受け学校法人「明晴学園」になりました。明晴学園は，東京都品川区を所在地とし，幼稚部から中等部まであります。明晴学園の教員はすべて手話を身につけており，教員の半分程度はろう者です。明晴学園は，手話を活用するレベルにとどまらず，ろう児の第一言語である手話を教育言語として使用し，日本語の読み書きを第二言語とするバイリンガルろう教育を実施しています。全ての教育課程で日本手話をもちいているろう学校は明晴学園だ

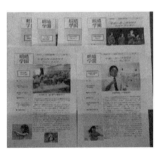

明晴学園のニュースレター（明晴学園の許諾を得て掲載）

けです。私の出身国である韓国では、バイリンガルろう教育を実施しているところがないため、日本手話によるろう教育の動きに関心をもつようになりました。

私は、ろう者の社会統合のために主流言語である日本語の習得に重点を置いてきたろう教育のありかたを批判的に検討しながら、日本手話によるろう教育のプロセスついて調べています。

近年、日本では「手話言語法」の制定のため、活発な活動が行われています。「手話言語法」が制定されれば、手話を取り入れたろう学校がより増えることが予想されます。しかし、ろう者のなかには現在の法案で手話言語法を制定することに反対する人たちもいます。その理由は、手話言語法案が「日本手話」と「日本語対応手話」を明確に区別しておらず、日本手話が教育言語として使用されない状況がそのまま維持され固定化することを懸念しているからです。一方で、ろう者コミュニティのなかには、「日本手話」と「日本語対応手話」の区別に賛同せず、両者を区別することに危惧をいだいている人たちもいます。

私はこのような手話をめぐる様々な立場や議論を念頭に置きながら、日本手話を教育言語とするろう教育がどのように構築されてきたのかについて調査を続けていきたいと思っています。

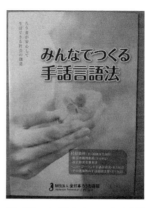
パンフレット『みんなでつくる手話言語法』

初出：2015年3月1日（http://www.ritsumei-arsvi.org/news/read/id/623）

クァク・ジョンナン

.

II　生存をめぐる〈関係〉を考える

生殖補助医療技術と「親になる資格」

　生殖補助医療技術とは，子どもがほしいけれども妊娠出産できないカップルや個人が子をもつために用いるさまざまな医療技術です。子を望むカップルの精子と卵子を用いる場合と，第三者から精子や卵子，受精卵の提供を受ける場合があります。さらに，子どもを望むカップルや個人が第三者の女性に妊娠出産を依頼し出産後に子どもを引き渡してもらう代理出産という方法が選択されることもあります。

　どのような人が，どのような技術を利用できるのか。男女のカップルだけなのか，同性のカップルや独身者も利用できるのか。利用者の年齢による制限はもうけるのか。精子や受精卵を凍結した後に，離婚や死別した場合などに，生殖補助医療を続行できるのか。第三者の関わる技術はどこまで認められるのか。第三者からの提供を受けた場合の親子関係をどうするのか。提供者の情報はどのように保存されるのか，生まれた子にどんな情報をどのように伝えるのか。費用を負担するのは利用者本人なのか，保険診療とするのか。さまざまな国や地域で規制が作られているなか，フランスにおいて生殖補助医療を利用できると法的に認められる人の要件についての生命倫理学的研究をしてきました。

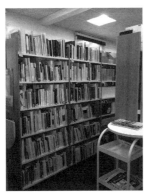

文献調査を行ってきた場所の一つ，フランス国家倫理諮問委員会資料室。（2014年2月，撮影筆者）

　フランスでは1994年に「生命倫理法」と総称される法律が作られ，この枠組の中で生殖補助医療が管理されてきました（2004年，2011年に改正）。代理出産は禁止されており，生きていて生殖年齢にある男女のカップルが，第三者からの提供を含めた生殖補助医療を利用できます。

　生殖補助医療を利用できる要件とは，「医療技術を介して親になる資格」と言い換える

II 生存をめぐる〈関係〉を考える

ことができるのではないでしょうか。1999年に可決されたPACS (Pacte Civil de Solidarité 民事連帯規約，異性カップルか同性カップルかを問わず同居するカップルにパートナーとしてのさまざまな権利を保護する）法により，PACSの届け出をした同性カップルはパートナーとしては法的に保護されるけれど

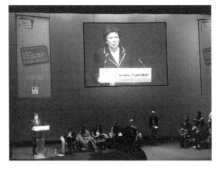

2011年生命倫理法改正に際して実施された、生命倫理全国国民会議（2009年6月，撮影筆者）

も，生殖補助医療の利用はできないことを知り，国家が誰に「医療技術を介して親になる資格」を与えているのか，という点に強い関心をいだいたことが，研究のきっかけとなりました。

フランスでは，代理出産が禁止されているので，本人が妊娠出産できる女性とその男性パートナーだけにこの資格が認められてきたといえます。その一方で，2013年同性婚法により同性カップルによる養子縁組が法的に容認された今日，生殖補助医療の利用を男女に限定することは平等原則に反するという批判もあります。男性と女性が生殖補助医療を平等に利用するとはどのようなことなのか，さらには生殖補助医療とは誰もが平等に利用できることを保障しなければならないものなのか，といった新しい課題がみえてきました。「医療技術を介して親になる資格」をめぐる議論からは，その社会が「子どもがほしい」という欲望をどのように受け止めているのか，子どもをつくること・育てることをどのように考えているのか，などを読み解くことができると考えています。さらに，ヨーロッパでも一二を争う多産国家であるフランスにおいて，子どもがいない／できないということがどのように受け止められているかについても考えたいと思っています。

初出：2014年4月1日（http://www.ritsumei-arsvi.org/news/read/id/554）

小門穂（こかど　みのり）

生殖補助技術の現場
非配偶者間人工授精の現在・過去・未来

　人工授精や体外受精といった生殖補助技術が誕生・発展したことで，性交渉を経ずに妊娠・出産ができるようになりました。それに伴い，夫婦の片方，あるいは，双方と血の繋がらない子どもを妻が出産すること（提供精子・卵子・受精卵の使用），「夫婦の子」を妻以外の女性に出産してもらうこと（代理出産），つまり，「第三者の関わる生殖補助技術」が可能になりました（図1）。私は，第三者の関わる生殖補助技術のなかで最も歴史の古い「非配偶者間人工授精」と呼ばれる提供精子を使った人工授精について研究しています。

　非配偶者間人工授精は，不妊夫婦の悩みを解決し得るものです。しかし，非配偶者間人工授精によって生まれた人たちは何を思って生きているのでしょうか。もちろん，そもそも自分が非配偶者間人工授精によって生まれたと知らない人，知ったとしても「その程度のこと」と捉えている人もいらっしゃるでしょう。しかし，「その程度のこと」とは捉えきれず，苦悩を抱えている方がいらっしゃることもまた，事実です。苦悩の原因は，精子提供者の情報が得られないことが最も大きいといわれます。つまり，自身を形成している要素の半分の情報がわからないことで，自分が何者であるのか捉えられなくなる，という話です。日本では，現在に至るまで原則として提供者を知ることができないことを前提に非配偶者間人工授精が行われてきたため，こうした事態が生じています。

　それでは，日本ではいつから非配偶者間人工授精が行われているのでしょうか。最初の試みは，1948年に慶応義塾大学医学部教

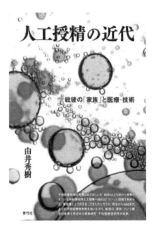

筆者の博士論文をもとにした本

授，安藤画一によって行われたとされています（翌年，女児が誕生）。非配偶者間人工授精を行うにあたり，いかにして提供者を確保するか，という大きな問題がありました。この点について，医学部教授の安藤は，医学生とい

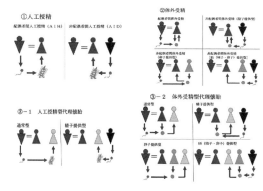

生殖補助技術の分類

う提供者を確保することが可能でした。とはいえ，医学生に提供者になってもらうにしても，身元が判明するようでは，さすがに頼みにくかったでしょうし，そもそも，当時は身元を明かす必要すらないと考えられていました。現在では，提供者情報を開示するべきだと盛んに指摘されていますが，先述のように今日に至るまでこうした状況は続いています。

　現在，世界では提供者情報開示制度が整備される流れにあります。日本でどうなるかはわかりませんが，今後，開示制度が創設されるならば，それに伴い，新たな問題が生じることも予想されます。たとえば，提供者や提供者の家族との人間関係の問題があります。提供者と会って，円満に終わればよいのですが，必ずしもそうはならないでしょう。開示制度を作るならば，調整役が必要となり，誰がそのような役割を担うのかが課題となってくるかもしれません。

　非配偶者間人工授精の未来はもちろん，現在，過去についてもわからないことだらけです。今後の調査，研究のなかで，できる限りのことを明らかにしていきたいと考えています。

初出：2012年9月1日（http://www.ritsumei-arsvi.org/news/read/id/488）

由井秀樹（ゆい　ひでき）

養子研究と生存学

　私が現在取り組んでいる研究テーマは，子どもの養子縁組です。近代日本の生殖に関する歴史について，乳幼児の養子縁組という側面から検討しています。具体的には，特別養子制度と明治以降の戸籍制度との関係や優生保護法改正問題の影響などを考えています。

　日本の養子制度に関する現在の研究は，おもに民法学や児童福祉学でなされていますが，これらの分野では人工妊娠中絶，男女の不妊といった養子縁組に関わる生命倫理や生殖の問題をテーマに議論することは難しい状況でした。このような特定の学問分野におさまらない問題を考える場所として，立命館大学の先端総合学術研究科を選び，進学しました。

　私はもともと法学部の出身で，卒論のテーマも養子縁組でした。政治学科で学んでおり，国際協力に関心があって，途上国の支援を行うNGOの活動に参加しました。活動内容は，タイにおける人身売買被害者やエイズ孤児の支援などです。私がそこで目の当たりにしたのは，人権や福祉というものから簡単に疎外されてしまう女性や子どもたちでした。なぜ人が死ななければならないのか。自由がないのか。育つ場所はないのか。そういった憤りが頭の中をめぐるうち，子どもの「養子縁組」をテーマに選び，研究をはじめました。妊娠した女性や行き場のない子どもの状況は，途上国も日本も根深い問題を抱えており，それらの問題の構造や背景を紐解いていく作業を進めています。

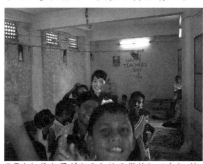

スラムに住む子どものための学校にて（インド，2008年9月）

　大学院に入学した当初は，「生存学」って何だろうと不思議に思っていました。最初に分かったことは，生存学はとにかくフィールドにとても近い研究だということで

38

す。生身の人間の日常，そのいろいろな問題が起きている現場から立ち上がってくる憤りや疑問，そういったものが原動力となり，大きな研究拠点になっていると感じました。このような場所だから，私の研究する動機や葛藤，挑戦もそのまま受け止めてもらえたのだと思います。

2008年に始められた院生プロジェクト「出生をめぐる倫理研究会」に入り，その後，同研究会を引き継いで代表を務めました。こ

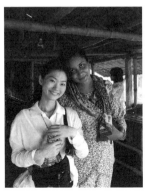

The East Kolkata Wetlands にて現地NGOのスタッフと（インド、2008年9月）

の研究会には，人工妊娠中絶や出生前診断，代理出産，人工授精，新生児医療などをテーマにした院生が集ってきました。当事者の方や活動にかかわってこられた方もおられます。それぞれが学際的なテーマに関心を持ち，「出生」と「倫理」をキーワードにして，男女の性の問題から子どもの養育まで，広い意味での「生殖」についてともに考えています。研究会は，これまでつながりにくかったテーマをつなげ，また直線的にみえていたテーマの広がりを検討していく貴重な議論の場となっています。さらに，生殖の問題に取り組む院生だけでなく，障害や難病といった「生存」をめぐる問題に取り組む他領域の院生，修了生もこのプロジェクトに参加しています。生存学というのは，人が生まれて生きていく，そのいろいろなことをつなげて考えることができる研究だと思います。

私の養子制度の研究において，法学や福祉学だけでなく，倫理，医療といった視点を深めることができたのも，この研究会における出会いがあったからです。こうした学際的で豊かな研究活動をこれからも続けていきたいと思います。

初出：2011年12月1日（http://www.ritsumei-arsvi.org/news/read/id/464）

吉田一史美（よしだ　かしみ）

統合失調症の子を持つ親をめぐる調査と自己

　統合失調症とは100人に1人が発症するといわれる今やめずらしくもない精神疾患のひとつです。この疾患の特徴としては，発症年齢が思春期に多いこと，幻聴や妄想などを主とする陽性症状や，感情や考える力，意欲などが減退してしまう陰性症状が出現して，長期化傾向があること，発症の原因などが科学的に解明されていないことなどが挙げられます。この疾患にかかった当事者やその親たちは多くの苦難に遭遇します。社会からの偏見や差別に苦しむこともあります。また，長期化しやすい疾患に親と子がどのように対応して生きていくかなど様々な葛藤も経験します。

　私は，これら統合失調症の子を持つ親についての研究を行っています。例えば，私が出会った親たちは「我が子が寛解して社会復帰を達成できるのでは」という希望を持ちながらも，自身の老いを感じ，「親亡き後」の子の生活に大きな不安を抱いているといった両価的な感情をもって生きていました。これらの幾重にも深い苦難と葛藤の悲惨な結果として，親が子を殺害してしまう事件なども起こっています。

　このような親たちがどのような経験のなかで生きているのかを調べる営みは，非常に重要である一方で，それらの経験を聞き取り丁寧にその主観的現実を描写してきた研究は少ない現状があります。そのため，私は，その親が生きてきた歴史を聞き取るライフストーリー分析という方法を通して，彼らがいかなる人生を歩んできたのかを調べています。同時に，そのなかで生起してくる課題に対して，どのような支援策が必要なのかも考えています。

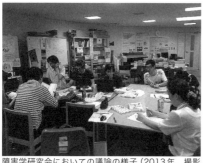

障害学研究会においての議論の様子（2013年，撮影筆者）

40

調べる営みは，自己が試される場でもあります。親からは「なぜ，そんなことが知りたいのですか」，「過去を聞いていますが，あなたは私の家系が原因だと思っているのですか」，「あなたは大学院で研究していて立派ですね，うちの息子（娘）は」など，私自身に向けられる疑問や意見なども多いのです。その時に，私ははぐらかさずに自己の経験を語ることを心がけています。つまり，自己の経験を語ることを通して相手と共にインタビューの場を作り，ライフストーリーを作っ

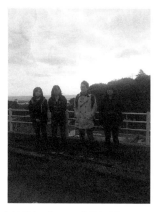

五島列島において長期調査最終日の朝（2013年，撮影筆者）

ていくのです。私たちは相手の経験を聞き出すだけのロボットではありません。これは，相手への誠実さの問題というだけでなく，相手の経験をより深く理解するために自己へ向けられた質問の意味を解釈していく重要性をも示しています。

　私が研究という方法を選んでいるのには理由があります。それは，調査などの研究成果を批判的に検討することで，現場（フィールド）にいる人々の役に立ちたいからです。そのためには，常に「現場」への／での感覚を鋭敏にしておくことが求められます。実際に数週間泊まり込みで障害者の作業場で共に働かせてもらうことや，その生活のなかで親に同伴し仕事ぶりや生活ぶりを共に体験させていただくこともよくあります。自己や他者を客観視することは重要ですが，それが調査者／被調査者という明確なかたちにのみ還元されるのではなく，いかにして研究を通した協同的な関係を築けるのかを模索していきたいと思います。なぜならば，現場を介した研究とは研究者だけで作りあげられるものでは決してないからです。

初出：2013年6月1日（http://www.ritsumei-arsvi.org/news/read/id/519）

青木秀光（あおき　ひでみつ）

老後が見えない離別女性たち
その人生の作られ方

　私は，子育てを終えた50歳代から60歳代の離婚を経験した女性たち（以下，離別女性）を対象に，自分の老後についてどんな展望を描いているのか，そのうえでどのように生きようとしているのかについて研究しています。

　そもそもなぜことのほか子育てが終わった離別女性なのか，そして老後の展望に注目するのか，その理由は，私自身がその渦中にいる当事者だからです。

　私が今，経験しているのは，「これまで（自力で）暮らせてきたのに，いずれ暮らせない時が来る」という老後への将来予測と不安です。私は余裕のない暮らしながらも，子どもを育てこれまで「経済的自立」をしてきました。しかし，子どもを育て上げふと気付くと，持ち家も無ければ貯蓄も無い，乏しい公的年金で，老後は到底「暮らせない」という現実に直面しています。私が経験しているこの予測や不安は，子育てが終わったからこそ立ち起こる固有のものと考えます。

　ですが，離婚を経験した女性の子育て後の実像は充分に捉えられてはいません。なぜならば，子育ての終わった離別女性に向けられる関心そのものが，極めて少ないからです。

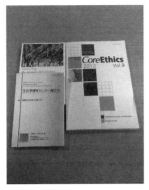

執筆した文献

　子どもがいて離婚を経験した女性というと母子世帯のシングルマザーを思い浮かべますが，これは子どもの養育期間だけを切り取った捉え方です。厚生労働省が定義する母子世帯とは，「満20歳未満の未婚の子どもをその母が養育している世帯」を指します。ですから，子どもが成長し年齢が20歳を超えたならば自ずと母子世帯ではなくなり，関心は薄

II 生存をめぐる〈関係〉を考える

れていきます。そして，もう1つ，特に忘れがちなのが熟年離婚した女性です。一般的に熟年離婚は，子育ても終わった中流階級の妻が夫の定年退職などを契機に第二の人生を求めて離婚をすると捉えられています。ですから，そもそも母子世帯ではありませんし，経済的にもさした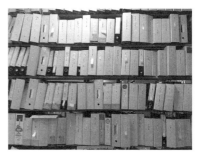

研究をおこなっている書庫

る問題がないようにイメージされ，関心が向けられることが少ない離別女性と言えるでしょう。

　しかし，離別した女性の高齢期に目を向けたならば，厳しい経済状況が報告されています。内閣府男女共同企画局平成22年度版男女共同参画白書によると，年間収入が120万円未満の65歳以上の高齢単身世帯の割合は，男性単身世帯が17％であるのに対し女性単身世帯が23.7％で，なかでも離別の女性単身世帯は32.5％となっており，実に3人に1人の割合です。このように厳しい高齢期の状況が示されていますが，では高齢期を控えた子育て後から高齢期前までのステージで離別女性に一体何が起こっているのでしょうか。

　これまでの私の研究で見えてきたのは，子育て期に離婚した女性たちと比べたならば，思いのほか熟年離婚した女性たちの方がより厳しい状況にあること，そして「老後を暮らせない」と展望していることです。なぜ熟年離婚した女性たちが厳しい状況に置かれてしまったのか，そして「暮らせない」展望を抱えて老後をどのように生きて行こうとしているのか，これらを明らかにすることが，これからの私の研究課題です。

初出：2014年7月1日（http://www.ritsumei-arsvi.org/news/read/id/574）

谷村ひとみ（たにむら　ひとみ）

「主婦を生きる」ことをめぐって

　私はこれまで，主婦が抱えているとされる葛藤や，葛藤以前のもやもやとした先の見えない不安といったものに，とても強く惹かれ，「主婦的状況」を生きるということの意味を考えてきました。私自身の「主婦的」体験については，以前エッセーに書いたことがあるので，もしご関心がありましたらそちらをお読みください（「ニュー・エイジ登場 378：主婦の割り切れなさと向き合う」『週刊読書人』2945号9面）。

　私はずっと，主婦を「研究対象」とすることの必然性をあまり意識せずに過ごしてきましたが，改めて振り返ってみると，とるにたらない，世の中の基準では価値づけられないような——つまり，非常に「主婦的」な——時間や状況や現象が，何かいまの自分に作用しているように感じられてきます。そのような，言葉にできない時間・状況・現象を言葉にする作業には，近々本格的に取り組まねばなるまいと思ってはいるのですが，当面は，言葉にされてきた主婦の暮らしや闘いの記録の数々を，しっかりと拾っていく作業を続けていくことになります。これが私の「現場」です（『主婦と労働のもつれ——その争点と運動』洛北出版〔2012年〕で，その一端をご覧いただけます）。

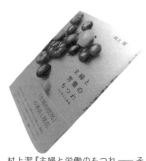

村上潔『主婦と労働のもつれ——その争点と運動』（洛北出版、2012年）

　黄ばみ，破れた印刷物のなかで無名の主婦たちと出会い，対話し，彼女らの生を描きます。そしてそれを，別のどこかの主婦たちの生とつなぎます。時には，彼女らが手に持った鉛筆では書かれなかった言葉を，私が「主婦として」書くことにもなります。埋もれた生，忘れられた生を呼び戻すには，こうするしかないのです。

　2013年，私は，ひとつの新たなはっきり

II 生存をめぐる〈関係〉を考える

とした「現場」に行き当たりました。水俣です。〈新日窒労組主婦の会〉という、「チッソ」(1950年〜65年：「新日本窒素肥料株式会社」)の労働組合で活動した主婦たちの運動体を調査することになりました。これは、一見ピンポイントな対象設定に思われるかもしれませんが、①女性運動研究、②労働運動研究、③生活者運動研究、④地域研究（水俣学）という4つの研究領域に関係する、多様なポテンシャルをもった調査対象なのです。

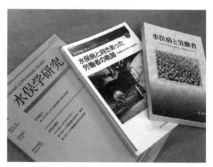

水俣学、チッソ労組関連書籍

　主婦は、労働運動の本流を担う男性労働者と違って、家のことを考え、家の仕事をし、子どもや親の面倒をみて、さらに教育や環境など地域の問題に向き合い、対処しなければなりません。そのポジションと役割において、主婦たちは労働争議の日々を、水俣という地域での日常を、どう生きたのか。何を考え、どう動いたのか。それはいまの地域の主婦たちの生活とどうつながっているのか。そうしたことを、ひとつひとつ解きほぐしていきたいと考えています。

　最後になりますが、私が水俣という地と出会ったのは、「地域社会におけるマイノリティの生活／実践の動態と政策的介入の力学に関する社会学研究」(2009・2010年度グローバルCOEプログラム「生存学」創成拠点院生プロジェクト)の「熊本県共同フィールド調査」がきっかけでした。いうなれば、「生存学」が取り結んでくれた縁なのです。なので、この研究を通して、生存学にも何らかの「フィードバック」ができればと思っています。

初出：2013年9月1日 (http://www.ritsumei-arsvi.org/news/read/id/527)

村上潔（むらかみ　きよし）

共依存
依存的な関係性を考える

　「共依存（codependence）」は依存的な関係性（または人間関係における依存症）を指す言葉として知られています。具体的には、「アルコール依存症の夫」と「夫を必死に支える妻」との関係、「暴力を振るう男性」と「暴力を振るわれても彼から離れることのできない女性」との関係、「過保護な母親」と「成人しても自立できないで家に閉じこもる息子」との関係などにおいて、「その関係は共依存だ」と指摘されます。

　共依存という概念はとても曖昧で、「他者」となんらかの接点を持ち、その接点が「依存的」でさえあれば、どのような事象にも応用可能であるかのように語られてきました。「片時も離れたがらない恋人同士」も共依存、「親に依存していると判断される子とその親、ないし、その逆」も共依存、「いつも一緒にいてあらゆる秘密を公開し合う友人たち」も共依存。今日において、共依存はかなり拡張した概念になっているようです。

　元々ネガティブなイメージを持つ言葉だったためか、共依存という言葉で表現される事象はネガティブなイメージを抱かれがちです。言い換えると、依存的な関係性は少し危険なものとして捉えられる傾向にあります。アメリカでの研究では、「アメリカ人のほとんどは共依存者である。共依存は病気なので回復しなければならない」という報告がされています。共依存が「他者」と接点をもつ「依存的」なものなのであれば、少しでも依存的な人は、誰もが共依存者になれます。まったく依存的でない人間が、この世界にどれほど存在するのでしょうか。

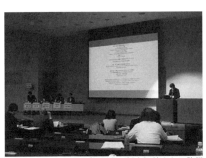
国際カンファレンス1（撮影者・新山智基さんの許諾を得て掲載）

II　生存をめぐる〈関係〉を考える

アメリカ発の主張は，角度を変えてみれば，この問いに答えていると言えます。

依存性にネガティブな要素が多く内在することは事実です。しかし，それだけではない，ということを私は伝えていきたいと思っています。また，依存性に内在するネガティブな要素を研究することで，上述したような共依存の問題に取り組んでいきたいと考えています。

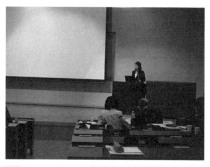
国際カンファレンス2（撮影者・新山智基さんの許諾を得て掲載）

私の所属している立命館大学大学院先端総合学術研究科主催で，2012年の3月に"Catastrophe and Justice"というテーマで国際カンファレンスが開催されました。東日本大震災から1年が過ぎ，このカンファレンスでの発表を通して，震災について再び考えることができました。忘れてはならないという感覚と，震災を直接経験していないことから感じざるを得ない「私が語っていいものか」という後ろめたさが，震災を語る上では生じます。それでも，発表の準備を通じて，震災を取巻くごく一部について考察出来たこと，被災地支援に参加された方の生の声を伺うことができたことは，大切な経験になりました。震災における支援においても，人間関係における依存の重要性は語られるべきものであると感じることができました。

人間関係に対しては多様な考え方やあり方があります。そのすべてを追うことなどできませんが，たった一人だけの心にしか響かないものだとしても，私はそれに価値を見つける研究をしていきたいと思います。

初出：2012年4月1日（http://www.ritsumei-arsvi.org/news/read/id/475）

小西真理子（こにし　まりこ）

自死遺族が直面している困難を
私的な〈心〉ではなく公的な〈言葉〉から考えてみる

　自死遺族が直面する困難の一つに，周囲から近親者の自殺の責任を追求されたり，自らを責めたりする〈責任帰属〉をめぐる問題があります。このことは，遺族自身や人びとの私的な〈心〉をめぐる事柄として扱われるのが通例です。しかし，他の人からは観察できず，本人も正確に分かっているか怪しいとされる心の水準から上記の困難を考えた場合，実際に起きていることを理解するにも，現に遺族が直面している問題を解決するにも，不都合が生じます。出来事の理解をめぐっては，〈本当の心〉をめぐる水掛け論に陥り，明確な論拠にもとづいた記述が難しくなります。また，正確な心の状態が本人にも分からない場合もあるとされることに便乗し，力関係で優位にある者たちが都合のよい出来事の解釈なり心のあり方――過労自殺のばあい，加害企業等が〈自殺は家族のケア不足のせいだ〉と遺族を責め立てる例が絶えません――を正しいものだと称して押し付けるなど，むしろ困難を深刻にさせる事態を招いてしまいます。ですが，出来事の理解にあたって〈心〉ではなく，公的なものである〈言葉〉の使用の水準に着目すれば，明確な根拠を示して出来事を記述でき，自死遺族への責任帰属や二次被害を斥けるうえで不可欠な基盤も提供できるでしょう。

　実際に自死遺族らへのインタビューをもとに，言葉の水準に着目して人びとによる自殺をめぐる責任帰属について検討していくと，おおよそ以下の過程を経て達成されていることが分かります。まず，(1) 死者の自殺の動機はなにか（〈いじめ〉〈借金〉〈長時間労働〉……）。つぎに，(2) 死者は動機を勘案した場合，どのようなタイプ（類型）に当てはまる人物か（〈被害者／生徒〉〈多重債務者〉〈労働者〉……）。そして (3) 当てはまるタイプからすると，死者と他よりも優先してペアになりうる人たちはだれ（〈加害者／教師〉〈金

融機関〉〈勤め先〉……）で，(4) その人たちと生前の死者との間で期待されていた〈あるべき〉関係はどんなものか（〈加害行為をすべきではない／加害行為から守るべきだ〉〈返済計画の柔軟な変更に応じるべきだ〉〈従業員への安全配慮義務を順守すべきだ〉……）。最後に，(5) だれがどのようにそれらのあるべき関係に背いていたのか。

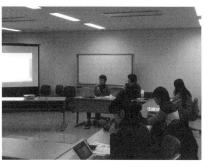

翰林大学生死学研究所×立命館大学生存学研究センター　研究交流会（2014年2月12日）

　また〈家族同士で助け合うべし〉〈支え合う（ケアの）絆＝家族〉〈互いのことをよく知っているはずだから異変にもすぐに気付くはず〉といった，家族にかかわる常識的・規範的な〈あるべき姿〉（J・グブリアム ＆ J・ホルスタイン〔中河伸俊ほか訳〕『家族とは何か』新曜社〔訳書1997年〕）は，自死遺族が近親者の自殺の責任を優先的に帰属されがちなことにも関係しています。われわれは，彼／彼女が自殺したのは，最も身近な者のはずの（ある特定の）家族員がそうしたあるべき姿に背いたためであり，その家族員に責任があるのでは，と容易に推論できてしまうのです（たとえば，上記の過労自殺の例を考えられたし）。自殺にかかわる責任の帰属をめぐり発せられた言葉とその使い方に着目することは，こうした点をより詳しく明らかにしていくうえでも不可欠です。

初出：2014年5月1日（http://www.ritsumei-arsvi.org/news/read/id/558）

　　　　　　　　　　　　　　　　　　　藤原信行（ふじわら　のぶゆき）

震災における「生」を考える

　生存学研究センターでは，東日本大震災から2年後，2013年1月14日に震災をめぐる「生」について考える公開シンポジウム「災／生——大震災の生存学」を開催しました。

　シンポジウムでは，3つの部会がひらかれました。第1部会は「災／外——災厄は移住者たちに何をもたらしたか」と題し，在日コリアン／在日ブラジル人をめぐる震災研究の報告・議論がおこなわれました。第2部会では，生存学研究センター研究顧問である栗原彬氏より特別講演「社会的排除を超えて——生存のための身振り」がおこなわれ，東日本大震災や福島原発事故がもたらした外国人・高齢者・障害者といった人びとへの排除の問題とその乗り超えについて講演をいただきました。最後に，第3部会「震災における障害者の「生」」では，1995年の阪神・淡路大震災から2011年の東日本大震災における障害者とそれをめぐる支援のあり方について報告・議論がおこなわれました。

　それぞれの部会において，東日本大震災をめぐる「生」について語られました。生存学が掲げる「生」をめぐる基軸に，「障老病異」があります。それは「外国人のみ」「障害者のみ」といったように限定した研究対象に限定されるわけではなく，「生存」という問題からそれぞれの共通性に着目する意味もあります。たとえば，シンポジウムでは，外国人や障害者といった人びとが災害時のみにおいて「弱者」であるわけではなく，災害前／災害後においても生存をめぐってさまざまな困難とともに生きていることが議論されました。

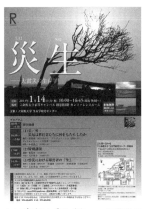

シンポジウム「災／生——大震災の生存学」広報チラシ

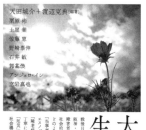

天田城介・渡辺克典編『大震災の生存学』(青弓社)

　たとえば，震災前に関して，震災は「自然災害」であるだけでなく，社会・政治的な歴史過程のなかでとらえる必要があります。東日本大震災によって，原発をめぐる戦後日本の政治・経済や，東北地域における高齢化のような社会背景が人びとの「生存」に影響を与えていることがあらわになりました。栗原氏による講演で語られた「社会的排除」は，外国人や障害者，そして難病患者，同性愛者，難民，貧困者といった社会的弱者や「受苦者」が私たちの生きる社会において生み出され，生きる過程を明らかにするものでした。震災は，ときに不可視化される差別や排除の社会構造のなかで起きていることがそれぞれの部会において語られていました。

　また，このシンポジウムは「大震災をめぐる障老病異の生存学」とよぶことができるものでもあり，開催後の反響をふまえ，新たな執筆者を加えて天田城介・渡辺克典編『大震災の生存学』(青弓社，2015年) として刊行されています。本書は，書籍化にあたって，シンポジウムで報告された内容とともに社会関係の変容や再編をテーマとしてまとめられました。災害後の私たちの社会のあり方，生存をめぐる制度・政策の構想や設計について考えていくための成果となっています。

初出：2013年3月1日（http://www.ritsumei-arsvi.org/news/read/id/509）

渡辺克典（わたなべ かつのり）

『放射線を浴びたX年後』
映画上映と伊東英朗監督を迎えて

　2013年2月14日，『放射線を浴びたX年後』(伊東英朗監督) の上映会と伊東監督の講演，ミニ交流会を開催しました (参加者49名)。

　1954年，アメリカがビキニ環礁で実施した水爆実験に，日本のマグロ漁船第五福竜丸が遭遇し被災するビキニ事件が発生しました。現在，第五福竜丸の船体は保存されて反核や平和教育のシンボルとして知られ，また元乗組員の中には体験を語る活動をされている方もいます。しかし，第五福竜丸以外の船の乗組員にもビキニ事件の影響による被ばく問題があることについては，ほとんど知られていません。

　この映画は，ほとんどが普通の人が淡々と語る場面で構成され，ビキニ事件では第五福竜丸以外の船の乗組員も被ばくした事実がありました。事件の調査をしてきた山下正寿さんや第二幸成丸の船長夫人崎山順子さんの「歴史に埋もれさせてはいけない」といった言葉は，監督の主張でもあります。

　伊東監督は講演のなかで，テレビのドキュメンタリーを映画化し，さらに自主上映会という「社会運動」として取り組む理由は，ビキニ事件の実態を明らかにすることと，その調査のための人を集めたいからだといわれました。マグロ漁船に乗っていた人を探し出す実態調査を担う学生を集め，関連資料のデータベースを作成して情報共有ができる開かれた調査環境を作りたいとも提案されました。このように被ばくした乗組員の発掘や関連資料の集積を行うことで，事件の全体像を明らかにしたいと話されました。さ

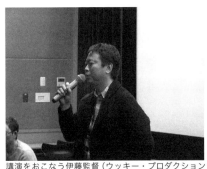

講演をおこなう伊藤監督 (ウッキー・プロダクションの許諾を得て掲載)

らに，当時の乗組員の被ばく状況を知ることで，低線量被曝の解明にも役立つのではないかとも指摘されました。

上映会当日に実施したアンケートでは，大多数の方はこの上映会企画に「満足」したと評価していただきました。特に，監督の講演によって映画製作の意図がよく伝わったことが大きいようです。この映画を通じてビキニ事件の知られていなかった真相を知った，さらに事件を今後に伝えていく必要性を感じたとも記されていました。

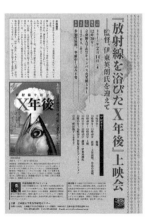

映画会・講演会の案内ポスター

なおこの企画以降，続編の制作・公開，監督による関連書籍の出版，また福竜丸以外の被災漁船に関する行政文書が出てくるなど，この映画を受けた展開もありました。

この上映会を企画したことと関連して，私の研究について記したいと思います。私は，半世紀以上続き，原子力政策の一環として実施されている，海・雨などの環境や，農水産物などの食品に関する放射能調査の歴史について調べています。この放射能調査は，ビキニ事件を契機にして，核実験による環境の放射能汚染が広く知られるようになったあと，原子力政策が確立していくなかで実施されるようになりました。私の研究には，ビキニ事件当時実施された食品や環境の放射能調査の実態を明らかにすることも含まれています。それは行政官庁や政治家，科学者の動向，メディアや社会の関心などさまざまな要因が影響し，相互に絡み合ったものです。当時の状況を明らかにすることで，ビキニ事件でヒトの被ばく問題が置き去りにされていった背景についても明らかにしたいと思っています。

初出：2013年4月1日（http://www.ritsumei-arsvi.org/news/read/id/511）

横田陽子（よこた　ようこ）

日本生命倫理学会開催と
安斎育郎先生特別講演「福島原発事故と生命【いのち】」

　2012年10月27日〜28日に立命館大学衣笠キャンパスを会場として日本生命倫理学会第24回年次大会が開催されました。

　生命倫理学は、安楽死や人工妊娠中絶をはじめとして「生」に関わる諸問題を倫理的に考える分野であり、生存学の問題関心とも大きく重なっています。今大会は「生存と生命倫理」をメインテーマとして、本センター運営委員の立岩真也教授を大会長、大谷いづみ教授を大会実行委員長、松原洋子教授を大会事務局長として開催されました。大会は前回の早稲田大会とほぼ同数の525名の参加者を得て、盛況のうちに終えることができました。

　そのなかでも、生存学研究センターは、10月28日に大会内企画として開催された安斎育郎先生の特別講演を学会と共催で企画しました。

　安斎先生は、立命館大学国際関係学部で長年教鞭をとってこられ、また、立命館大学国際平和ミュージアムの館長としてもご活躍してこられました。とくに、福島原発事故以降、日本の原子力事業のあり方に対する批判者として、また放射線防護学の専門家として発言されている姿を見聞きした人も多いのではないでしょうか。

　今回、生存学と大会実行委員会が安斎先生にご講演をお願いしたのも、日本の原子力事業・研究の草創期に、内部から政策と研究のあり方を批判し続けてきた当事者のお一人として、あらためて今回の福島原発事故について「研究者の倫理」という観点からお話し頂きたいと考えたからでした。当日は、朝から小雨が降っていましたが講

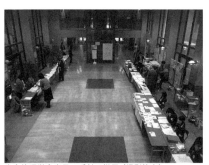

生命倫理学会当日の受付の様子（撮影筆者）

演前には雨も止み，一般の聴講者も含めて約220名の参加がありました。

「福島原発事故と生命【いのち】——研究者の倫理を考える」というタイトルの講演は，私たちの期待通り，原子力発電関連事業に対して研究者として一貫して批判的なスタンスを取ってきた安斎先生の半生を通して，聞き手に

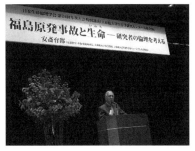

安西育郎先生（撮影筆者）

とって，研究者としてまたは一人の人間としてあるべき態度を鋭く問われる内容でした。安斎先生は，原子力発電関連事業の立ち上げの時期から研究の中核にいて，事業推進にとって不都合な事実の隠ぺいなどに対して批判を続けてきた結果，電力会社その他から尾行・監視・恫喝などの様々なハラスメントを受けたことを淡々とユーモアさえ交えつつ語られましたが，誰もが，もし自分がその立場にいたら，同じような立場を貫き通すことができたかどうかを自問させられたと思います。

講演では，科学は価値中立的だがそれを使い研究する科学者が価値中立的であるとは限らないという指摘から始まり，科学が価値中立的に解明できる範囲の限定性を自覚した上で，真偽が検証されていない部分について過小評価をしないという原則の重要性が強調されました。

原子力のリスクを過小評価し続ける日本の原子力事業の構造は事故を通して多くの人々にとって明らかになりましたが，残念ながら，依然として原発再稼働や廃棄物処理をめぐって危険性を過小評価するような言論が存在しています。講演を聴講して，あらためて，「生存と科学技術」という課題の重要性と，この課題に取り組む者としての態度が厳しく問われ続けていることを痛感しました。

初出：2013年1月1日（http://www.ritsumei-arsvi.org/news/read/id/500）

堀田義太郎（ほった　よしたろう）

.

Ⅲ　生存をめぐる〈仕組み〉を考える

再生医療／研究にコミットする当事者団体から見えてくるもの

「特定非営利活動法人 日本せきずい基金」(以下，せきずい基金) と再生医療研究にまつわるフィールドが私の研究の現場です。

日本には脊髄損傷者が約10万人以上おり，毎年約5千人の受傷者があらたに発生するといわれています。これまで人間の中枢神経系は一度損傷を受けると再生しないという医学的な「通説」があり，脊髄損傷は「治らない怪我」でした。しかし，再生医療研究 (とりわけ幹細胞研究) の進展により脊髄損傷治療の可能性が出てきたことで，再生医療研究を推進するための当事者団体が設立されました。それがせきずい基金です。

再生医療研究に当事者団体が関与することは，研究にどのように作用し，それはどのような意味をもつのでしょうか。

海外では，病・障害の当事者団体による生命科学研究の推進活動が活発に行われています。その活動が研究自体を動かすことも珍しくありません。遺伝性疾患のハンチントン病患者家族が設立した米国の遺伝病財団 (1974年〜) は，研究者を集めて組織化し，広報，資金集めといった活動を続けました。その活動は，1983年，ハンチントン病遺伝子が染色体上のどこにあるのかというマーカー遺伝子を発見することに大きく貢献しました。また，遺伝病財団をモデルにした PXE インターナショナル (1995年〜) がほかの希少難病の当事者団体とともに創設したジェネティック・アライアンス・バイオバンク (2003年〜) という連合体があります。ジェネティック・アライアンス・バイオバンクは，当事者団体が患者の生体試料の収集・保存・分配を行い，研究者と連携した研究推進と特許申請にも積極的に関与しています。こうした活動を通じて，当事者団体主体の新しい科学研究モデルが構築されています。このような患者と科学研究者の「同盟関係」は日本でも注目され始めています。

せきずい基金は1996年に，イギリス国際脊髄研究基金 (1980年〜) を

モデルに活動を開始した団体です。以来，海外の当事者団体や国内の再生医療研究者と関係を構築し，会報の発行や調査など精力的に活動を展開してきました。たとえば「ヒト幹細胞を用いる臨床研究に関する指針」が2006年に施行される前の2004年に，関西医科大学と京都大学による急性期脊髄損傷者を対象にした骨髄間質細胞移植の臨床試験計画に関与しています。臨床試験計画の報道発表を受け，せきずい基金は臨床試験を実施する研究者に質問表を送り，話し合いを重ねた

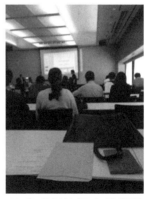

せきずい基金が主催した「脊髄再生研究セミナー」の様子（2013年10月26日，撮影筆者）

のです。私はこの過程に着目し，研究者と患者の科学コミュニケーションの見地から臨床試験への患者の関わりについて考察しました。

　私は，せきずい基金と再生医療研究の歴史の交差に注目し，日本の再生医療研究の現代史を研究しています。そこにおける当事者の位置を捉え直すことで，社会と科学（技術），専門家と市民の，重層的な関係を見ることができます。こうした科学研究と市民の相互作用という観点からせきずい基金の動向を追うことで，社会に埋め込まれていく／埋め込まれた日本の再生医療研究の実態が見えてくるのではないかと考えています。

初出：2013年12月1日（http://www.ritsumei-arsvi.org/news/read/id/538）

坂井めぐみ（さかい　めぐみ）

京都・西陣における地域医療の変遷

　昨今,「地域医療の危機」や「崩壊」などが社会問題となり,地域医療再建のために,自治体や企業が地域住民の主体的な医療参加の必要性を議論しています。しかし,住民の主体的な参加とは具体的に何を意味しているのでしょうか。そもそも医療や福祉の主体は住民ではないのか,という疑問をもったことが,地域医療の研究に取り組むきっかけとなりました。

　私は,住民がどのように地域の医療に関わってきたのか,また,医療現場は住民の運動にいかなる影響を受け医療を供給していったのかを,敗戦後の京都・西陣地域の歴史を辿りながら研究をしています。医療制度や政策の側面からだけではなく,住民や患者そして医療者の要求や運動の変容に焦点をあてています。

　住民が中心となって参加した医療運動は,古くから存在しています。戦前から,医療とは無縁であった労働者や農民が,自分たちのからだを守るために運動をおこしていました。戦後にも,過疎地の無医村や農村で,住民たちが医療にかかわってきました。研究対象の西陣地域は都市であり無医地区ではないですが,受療を求めた運動がありました。

　零細企業の多い京都は,戦前から労働運動や医療運動が盛んな町でした。これらの運動の波が,敗戦後の西陣の賃織労働者の運動と連鎖し,健康に焦点をあてた運動へと広がっていきました。

　1950年に,西陣の職人たちは自分たちの生活と健康を守るために協力して資金を出し合い,自分たちの医療機関「白峯診療所」を設立しました。医療保険がまだなかった時代に「医療にかかれない人たちに医療を」という目的で,医療者も住民も一緒になって地域を回り,往診や家庭訪問を中心に医療活動を始めたのです。この体制は,白峯診療所が1958年に堀川病院と改組された後も変わりませんでした。また,住民組織「助成会(現西陣健康会)」によって,経営的に支援されていました。「自分たちの病

III　生存をめぐる〈仕組み〉を考える

院」という意識はここからきています。

　しかし，高齢化，核家族化，経済構造の変化など，時代とともに医療への住民参加の目的も方法も多様化してきました。たとえば，高齢者の長期入院のため病院は満床状態になり，住民から救急診療の危機感を訴える声があがりました。急性期と慢性期のどちらに重点を置くかという住民と医療者側の視点の相違もありました。しかし，積み重ねてきた地域と病院の信頼関係のもと，西陣では訪問看護や往診を基盤にした高齢者の居宅療養体制を早くに確立していくことができました。地域での医療や保健・福祉の実践には，住民の協力が必須でしたが，医療者側が往診などで地域に密着し住民の生活を把握していたことも，体制が整えられた重要な要因となっています。堀川病院の居宅療養体制は，1980年代には地域医療のモデルとなり1990年代の介護保険体制へとつながっていきました。時代とともに，医療と社会，地域社会と住民，住民と医療の関わり方は変化していきます。しかし，医療や福祉の主人公は住民であるという本質は，変わるべきでないのかもしれません。

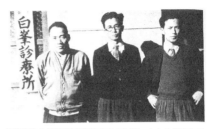

1950年白峯診療所開設当時の写真。左から理事長の神戸善一，所長の早川一光、事務長の橋本信三（『広報ほりかわ』第2号，1972年11月15日3面）

初出：2012年12月1日（http://www.ritsumei-arsvi.org/news/read/id/497）

西沢いづみ（にしざわ　いづみ）

社会的孤立問題とコミュニティカフェ

　2010年，地縁・血縁・社縁といった様々な人間関係が希薄化したり遮断されたりした社会状況を表す言葉として「無縁社会」という言葉が流行しました。この言葉は，社会の中で様々な人間関係を持ちたいと考えながらも関係を作ることができない人が多くいることを示しています。無縁社会という問題を考える場合，孤立した「当事者」が生きることにおいて何を望んでいるのか。なぜ，「当事者」達が，（孤立しない生活よりも）孤立する生活を選択しているのか，もしくは選択しなければならないのかを考える必要があります。

　この問題の解決策の一つとして，「コミュニティカフェ」（「まちの居場所」，「まちの縁側」などの別名有り）と呼ばれる誰でも気軽に集まることができる場所が注目を集め始めています。私はこういった場所の運営支援及び研究をするために，研究者やコミュニティカフェ運営者，学生，市民の方と一緒に「つながるKYOTOプロジェクト」というNPO法人を立ち上げて活動しています。

　NPO法人の具体的な活動としては，近畿地方を中心にコミュニティカフェの開設講座やマップづくりのほか，コンサルティング，ツアー，勉強会（まちづくりや福祉などの関連分野を含む），調査研究，政策提言などを行なっています。

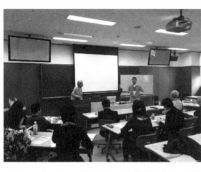
コミュニティカフェ開設講座の風景（2011年，撮影筆者）

　2000年以降に増えてきたコミュニティカフェの先駆的な運営者には女性が多く，男性が会長などの要職に就き運営していく地域福祉のあり様とは一線を画してきました。しかし，既存の地域福祉の実践とコミュニティカフェの共存や融合がここ数年はじまっており，今後より良い形で発展していくこ

Ⅲ　生存をめぐる〈仕組み〉を考える

とを私は期待しています。

　全国的にコミュニティカフェ関連の助成事業も増えたことや孤立問題を解消したいと考える市民の方も増えてきたことから，コミュニティカフェの戸数も増加するなど，コミュニティカフェづくりがブームになってきています。

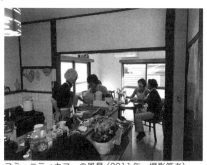

コミュニティカフェの風景（2011年，撮影筆者）

　その一方で，運営をやめるコミュニティカフェも増加してきました。社会的孤立を解消したいと考えながらもどうして運営をやめなければならないのか。この状況の原因は何にあるのかを明らかにするため，つながるKYOTOプロジェクトの研究者仲間や京都市と協働で2015年から2016年には調査研究を行いました。その中で金銭的課題よりも，①個人が運営するコミュニティカフェにおいては，運営者自身の健康問題や家庭問題等を抱えた際に運営を任せられる仲間がいなく困り果てる，②運営者が福祉やまちづくりなどの専門的知識がなく活動に行き詰まりを感じるなどの理由から運営をやめる実態が明らかとなりました。これらの状況を少しでも改善できればと，NPO法人では，勉強会や運営者同士のネットワーク形成の場づくりの活動を現在行っています。

　現在，私自身は社会貢献活動の実践家として，そして大学教員という研究者の顔を持ちながら社会的孤立問題解消に向けて日々活動をしているわけですが，現場の声を研究に反映し，研究成果を現場に還元する必要性があります。コミュニティカフェをブームに終わらせず，社会的孤立した人たちを包摂する場にしていくために運営者支援に力を入れていきたいと思っています。

初出：2011年10月1日（http://www.ritsumei-arsvi.org/news/read/id/453）

　　　　　　　　　　　　　　　　　　　　小辻寿規（こつじ　ひさのり）

小規模事業所が生き残るために
訪問介護事業の経営・制度研究

　私は，訪問介護事業所にまつわる制度や人材，経営について事業所運営者の視点から研究をしています。

　訪問介護事業所について研究しようと考えた理由は，亡くなった先妻が障害を持っており実際に支援費制度や障害者自立支援法を利用して訪問介護事業所のサービスを受けていた経験からです。その際にさまざまな制度上の矛盾があり，それらが経営にどのような影響をあたえ，課題を生み出すのかと考えていました。実際に経営をしてみて，資本力のある介護事業所は拡大路線を突き進み肥大化し，小資本の介護事業所はその事業所を維持するだけで精一杯であるとともに駆逐されつつあるという現実に当たりました。また，大手の介護事業所は制度上の決まり切ったサービスを提供するだけで，融通が利かず利用しにくいという声があります。それに対して，小規模の事業所はさまざまな点において融通が利きやすいのです。サービス内容に関しては変わることはないですが，日時や急な依頼に対しては機動性を生かしやすいという利点があります。

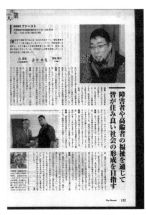

ザ・ヒューマン取材（2012年7月1日『ザ・ヒューマン』現代画報社）

　小規模な介護事業所を考えるうえでは，「地域」という側面が重要だと考えています。地域という側面について，制度の根拠となる法律にかかわる運営と，地域間格差という研究課題があると考えています。

　まず，訪問介護に関する法律と実際の運営について次のように考えています。訪問介護事業所について説明すると，制度的に大きく二種類のものに分けられます。一つ目は，で

III 生存をめぐる〈仕組み〉を考える

きなくなったことを助けることが主となる介護を主体とする高齢者介護（介護保険法による制度）を目的にしたもの。二つ目は，できないことを少し手助けすることによって生きやすくしていく介助を主体とする障害者介助（障害者総合福祉法による制度）を目的にしたものです。この両制度には多くの

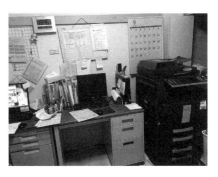

事務所内風景（2014年，撮影筆者）

問題点があります。このままの制度では継続的な支援が行き詰ることになると考えています。

　次の研究課題として，地域間格差の問題があります。私が事業を営む神戸市においても，受給者が集中しているところがあります。実際に，亡くなった先妻は須磨区に住んでいて，受給基準の限界まで受給していました。このように地域によって格差が出てきているのが事実です。さらに言えば，地域支援事業とされているヘルパー派遣に関して地域の自治体の裁量によるものが大きく，大都市圏の自治体と，地方にある自治体とでは予算に限度が存在するのでおのずから支給される時間数や単位数が限られるようになってきます。ですから，自立生活を送っている障害者は，給付を受けやすい大都市圏に住んでいることが多いです。そのことを知らない人たちは，格差に甘んじて生活を送っています。このような状況を打破して，今存在している課題を乗り越えて，高齢者や障害者がより生きやすい地域社会にしていくために小規模な介護事業所が担うべきことは何かということを今後の研究課題として考えています。

初出：2014年12月1日（http://www.ritsumei-arsvi.org/news/read/id/599）

辻義宏（つじ　よしひろ）

貸付が「福祉」であるための条件を探る

　2006年にバングラデシュのグラミン銀行がノーベル平和賞を受賞してから，10年近く経過しました。この間，日本でも貧困・低所得者や多重債務者などの生活困窮者への貸付事業が「日本版グラミン銀行モデル」として注目されました。社会福祉協議会が実施する生活困窮者向け貸付制度である生活福祉資金貸付も，2015年度からスタートした生活困窮者自立支援制度との連携が求められ，貸付事業による「福祉」の実現が期待されています。

　しかしその一方で生活困窮者に対する貸付事業は，借手である生活困窮者を返済困難に追いやり，生活をかえって不安定化させ，さらなる生活困窮を招くのではないかと懸念されてもいます。確かに「お金を借りる」ということはある意味で危険な行為です。なぜなら，お金を借りることは，〈現在〉においては〈将来〉が予見不可能・不確実であるにも関わらず，〈将来〉時点での返済を約束することです。借手は，〈不確実な将来〉という危険に身をさらしているといえます（参考：マウリツィオ・ラッツァラート『借金人間製造工場』作品社（邦訳2012年（原著2011年））。

　ここで確認しておかなければならないことは，こうした危険に身をさらすのは，一般的に，貸手ではなく借手のみだ，ということです。たとえば，予想外の世界的経済危機や深刻な自然災害に見舞われて当初見込んでいた収入を得られなくなっても，借手が，当初定められた条件で返済する義務（債務）を免れることはあまりありません。一方で貸手には，こうした事情にもかかわらず，当初定められた条件で返済金を受け取る権利（債権）があります。こうした，借手のみを将来の不確実性に身をさらさせる貸付制度が，

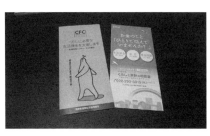

信用生協とみやぎ生協の生活再建を目的とした貸付事業のパンフレット

III 生存をめぐる〈仕組み〉を考える

そもそも借入前から経済的・社会的基盤が不安定で、〈将来〉時点で顕在化した危険にたいする耐性の低い貧困・低所得者層の生活に、時に深刻な悪影響を及ぼすことは想像に難くありません。

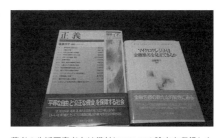
著者の生活困窮者向け貸付についての論文を収録した書籍

しかし私は、「貸付とはそのような制度でしかありえないのか？」という問題意識から日本におけるいくつかの生活困窮者向け貸付制度の調査を行ってきました。たとえば消費者信用生活協同組合（以下、信用生協）は、金融機関から借入できない多重債務者や金融事故の記録のある人に対しても、個別の事情を丁寧に聴取し、生活再建を貸付以外の方法でもサポートしながら、必要に応じて貸付を行っていました。また信用生協は、借手が、失業・病気・事故・離婚など、借入当初の見通しを覆すような事情に直面した場合でも、家計に対する相談・援助や、支払条件の緩和（毎月の支払金額の減額や金利減免）、必要に応じた追加貸付などを行っていました。

いくつかの信用生協のような貸付事業を行う非営利組織は、将来の不確実性に対処する責任を借手のみに負わせるのではなく、借手と共にそうした不確実性の問題に対処しながら貸付による福祉の実現を目指しています。このような取組の特徴は、当初の約束から少しの狂いのない返済スケジュールの履行を迫るのではなく、貸手が借手の「支援者」として、借手の人生計画の進捗に歩調を合わせていこうとするところにあります。私は、こうした取組は、借手をさらなる困窮に追い込むことなく、借手の福祉に資す貸付事業の必要不可欠な条件であると考えています。

初出：2014年3月1日（http://www.ritsumei-arsvi.org/news/read/id/550）

角崎洋平（かどさき　ようへい）

労働相談の実践と研究の狭間で考える

　私は、個人加盟ユニオン、特に若年非正規労働者の問題に取り組んでいるユニオンを「若者の労働運動」と呼び、その研究をしています。個人加盟ユニオンは街中に事務所を構え、アルバイトや派遣労働者などどんな働き方をしている人でも相談ができ、加入できる労働組合です。

　ユニオン運動は1980年代中頃から始まり、非正規労働者の増加とともに活発化してきました。今では多くの人が知っている労働問題、例えば過労死や「名ばかり管理職」などは、ユニオンに寄せられた相談がもとになっているものがほとんどです。

　労働相談は、主に電話やメールで受け付け、労働基準法などにもとづく法的なアドバイスを行います。多くの人は法的な知識を持たず、「納得がいかない」「自分が間違っているのか確認したい」といった理由で相談をしてきます。なかには、ひどい目に遭っているにもかかわらず、「頑張らなかったからいけなかったのではないか」と自分を責めている人もいます。それに対して相談担当者からの法的なアドバイスは、自分の問題が個人的なものではなく、集団的・社会的に解決していくべき労働問題であると相談者が思えるようになる役割を果たしています。また相談担当者が「悪いのは会社だ」と言って怒ってくれたことによって、「自分は悪くないんだ。怒ってもいいんだ」と思えるようになったという方もいます。つまり労働相談は、労働問題の当事者だという自覚を持った人が問題解決の手段としてユニオンに接触する場ではありません。むしろ労働相談が、労働問題の当

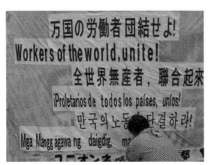

メーデーでの一コマ（2014年、組合の許諾を得て掲載）

III　生存をめぐる〈仕組み〉を考える

事者を作り出しているとさえ言えるでしょう。

　私は，実際に担当者になって相談を聞き，団体交渉で企業と交渉をしたり，労働基準監督署に付き添うなどしているうちに，そのような労働相談の機能に気づきました。つまり労働相談こそ私の研究の現場です。しかし正直に言って，

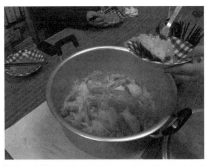

組合の交流会では食事を作って参加者で食べます（2014年，組合の許諾を得て掲載）

相談に乗っているときは研究者であることを忘れている場合が多いです。労働相談自体に意味を見出しているということもあります。ただそのような感じで相談活動にかかわっていると，自分が研究者としてすべきことは何なのか，自分の研究にどのような意義があるのかで迷うことがよくあります。そのときに思い出すことは，「解決」ということが相談者にとって難しい場合が多いということです。

　労働環境の厳しさが増すなか，労働問題が原因で精神疾患を発症してしまう労働者が増えています。また，どこの職場も労働条件が悪く，再就職が難しいだけでなく，再就職をしても長く続けられない場合も多くあります。それゆえ，会社との交渉が終わっても「すっきりと解決した」と言える場合は経験上ほとんどないのが実情です。労働相談は，相談者の尊厳や生存を支えるものですが，継続的に支えるにはユニオンはまだまだ力不足と言わざるをえません。だからこそ研究者としては，個別の相談に答えながらも，そこから引き出せる社会的な意味を明らかにし，構造的に生存を支えられるような状況を作り出すことに寄与するべきだと考えています。なぜならそれが個別の相談者の「解決」にも寄与すると感じるからです。

初出：2014年6月1日（http://www.ritsumei-arsvi.org/news/read/id/566）

橋口昌治（はしぐち　しょうじ）

日本の入浴・公衆浴場と欧米の公衆浴場運動

　日本人は古くから入浴を好んでいるということや，また，日本人は清潔だとよく言われます。このことは何気なく語られていますが，このような考え方はいつ，どのように生じたものなのでしょうか。

　江戸期，身体と精神の安定と病から身を守ることを説く養生書が一般的によく読まれていました。養生書のなかで重視されたのは体内の「気」の流れで，この頃，入浴は清潔だという意味より，頻繁に湯を浴びることや熱い湯につかることが「気」を消耗させるものと見なされていました。明治初期も，医師や衛生行政を担当する専門家などにより，しばらく「気」の流れが重視されていました。

　1897（明治30）年に，欧米で日常的に入浴することが稀であるということとともに近年入浴が良い習慣とされるようになっていることが紹介され，欧米に比べて日本には古くから入浴習慣があると，医師や衛生の専門家たちが刊行していた『大日本私立衛生会雑誌』の中で語られるようになりました。これらの記事により，入浴は衛生上必要であるという認識がもたらされ，欧米と比較して，入浴習慣のある「日本人」が「清潔好き」であると，日本人自ら認識するようになったのです。私たちが考えているような入浴の意味や「入浴好きな日本人」というイメージは，1897年当時の人々が海外と比較しながら獲得してきた認識がもとになっています。

　同時に，欧米では公衆衛生の発達とともに地域に公設の浴場が設置されているということも紹介されました。19世紀半ばからイングランドで「公衆浴場運動」(Public Bath Movement) が始まり，ヨーロッパ，アメリカに広がりました（写真はその頃建てられた公衆浴場です）。この運動は「移民」／「労働者」／「貧民」が暮らす地域に公衆浴場を設ける運動です。この運動には2つの目的があったとされています。ひとつは，「不潔」な貧民を「清潔」にして伝染病を予防すること。もうひとつは当時「悪習」・「悪徳」と

見なされていた「不潔」な習慣や身体を「清潔」にし，「改善」させることでした。こうした欧米の公衆浴場を，日本の衛生の専門家のみならず社会事業の専門家も視察しました。彼らが問題としたのは，入浴料金と「労働者」・「細民」の家族でした。とくに，日本の入浴料金は海外に比較すると

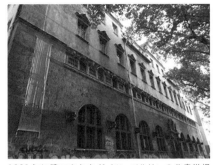
1901年に建てられたドイツ・ベルリンの公衆浴場
（2011年撮影筆者）

安いが，その家族までが入ることは難しいとされ，労働者・細民の居住地域に浴場を設置することが求められました。そこで大正期に行政による「公設浴場」が都市を中心に設置され，労働者・細民の衛生状態を「改善」し，不潔な習慣を「改善」することが，その目的として掲げられました。「公設浴場」のなかには元々あった浴場を利用して作られ，その経営を民間に委託するといった公設民営のかたちをとるものもありました。つまり，海外の影響を受けつつ，もともと日本にあったものを利用しながら作られたのが「公設浴場」なのです。

　私たちが普段暮らしているうえであまり気にせず，自明視していることを，問い直し，資料から調べ考えていくこと，すなわち歴史を再検討することは，実は現代及び未来を考えることにもつながっています。日本の入浴習慣や公衆浴場はそれをよく教えてくれるテーマであり，それを胸におき日々研究を進めています。

初出：2012年5月1日（http://www.ritsumei-arsvi.org/news/read/id/478）

川端美季（かわばた　みき）

作業療法学の現代史を描く

　私は作業療法士という仕事をずっとしてきたこともあり，2013年3月，『日本における作業療法の現代史――対象者の「存在を肯定する」作業療法学の構築に向けて』(生活書店，以下『作業療法の現代史』とする）を出版しました。2009年には『障害受容再考――「障害受容」から「障害との自由」へ』(三輪書店，以下『障害受容再考』とする）を出版していたので，単著としては2冊目になりました。

　大学院に入学したのは2004年で，昼間は作業療法士として勤めながら，夜間の大学院で研究に取り組み始めました。以来，問いを持ち，調べ，考えることをしてきましたが，私の中に「研究の現場」と呼べる恰好良いものがあるか…とちょっと悩みます。問いを持つことも，調べることも，考えることも，どれを取っても私でなければできないものではありません。問いは，研究の独自性を方向づける重要なものです。私の場合，リハビリテーションの現場で使われる「障害受容（できていない）」という言葉への違和感から，なぜそのように用いられるか，という問いが出発点でしたが，同じような問題意識を持つ人も少なからずいたように思います。それらを考え併せても「研究の現場」は誰とでも地続きだと思えます。

　しかし，この2冊は私でなければ書かなかった本だとも思います。「障害受容（できていない）」という言葉に疑問を持ち，疑問に答えるフレームを考えたり見つけたりし，現実に異なったアングルを与えるという作業は大変であると感じました。特に医療現場は専門性が確立し，視点の枠組みが強固であるため，なおさらそのように感じたのだと思います。枠組みが強固だと，

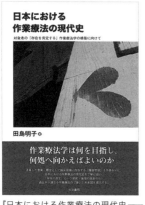

『日本における作業療法の現代史――対象者の「存在を肯定する」作業療法学の構築に向けて』(生活書院)

生じた違和感に自信が持てず，自分が変で間違っ
ているのかも知れないと思えたり，自分の抱いた
違和感などどうでも良いことのように思えてし
まったりするのです。だから研究することの本質
は，徹底して自分の感覚を大事にして，自分のア
ングルから見える世界を言葉で表現すること，そ
の意志を持ち続けることだと考えます。

『作業療法の現代史』は，卒業論文で取り組
んだ内容を引き継いでいます。その卒業論文の
タイトルは『作業療法の理論枠組みに関する研究』でしたが，今にして思
えば研究時間的にも研究遂行能力的にも難しいテーマ設定でした。付け焼
刃で作成したお粗末な出来栄えになってしまいました。

『障害受容再考——「障害受容」から「障害との自由」へ』（三輪書店）

立命館大学大学院先端総合学術研究科に進学後，博士予備論文（以下
「予備論文」とする，後に『障害受容再考』として出版）の提出を終えて，次の博
士論文はどうしようかと迷っていました。予備論文の内容を深めて博士論
文に仕立てるのが順当と思いましたが，何か違うことをやってみたいと漠
然と思ってもいました。そんな時に指導教員から「作業療法の現代史を書
いてみたら？」と言われ，視界が大きく開けた感じがしたのでした。

そのように感じた理由は2つあります。1つは「卒業論文の不完全燃
焼をここで完全燃焼させたい」という思いです。もう1つが『障害受容再
考』で描いたリハビリテーションや作業療法は一面に過ぎない，もっと全
貌は違う，という思いです。博士論文であり2冊目となった『作業療法の
現代史』は，不完全燃焼や不足に向き合って出来たものですが，一方で，
その作業は自分の感覚を見捨てない過程でもありました。そこは自分自身
に感謝している点です。

初出：2013年5月1日（http://www.ritsumei-arsvi.org/news/read/id/505）

田島明子（たじま　あきこ）

障害者，補助機器，バリアフリー……そしてアート

　2011年6月30日〜7月3日に韓国ソウル市を中心に，障害者の支援につながる視察会とワークショップが「スイッチ研」のメンバーにより開かれました。「スイッチ研」とは立命館大学「生存学」創生拠点の院生・PDからなる団体です。連携するNPO法人「ある」のIT事業部として障害者支援機器を作成し，重度障害をもつ人々の支援をしながら研究活動を進めています。この視察会とワークショップでは障害者の動作環境を整える補助機器，バリアフリー，さらにはアートに絡む多彩な問題を議論しました。立命館大学大学院先端総合学術研究科院生で「スイッチ研」メンバーである安孝淑さんのコーディネートで実現したこの企画には，同研究科・松原洋子教授をはじめ総勢8名が参加しました。

　6月30日は，ソウルの障害者開発院と京畿道支援技術研究支援センターを見学し，障害者雇用，バリアフリー，障害者支援技術などに関する日韓の情報交換を行いました。韓国障害者開発院研究者のクォン・ソンジンさんのお話によると，2011年当時，韓国では障害者の動作や表現を支援する補助器具はほとんど輸入に頼っていたそうです。そこで「スイッチ研」は，自分たちがつくっている障害者支援のための補助器具の情報提供を行いました。また京畿道支援技術研究支援センターでは，さまざまな器具を見せていただきました。このセンターは「障害者と高齢者に生の羽をつける」ことを目標とし2004年に設立されました。リハビリ，工学等の専門家約300人で構成されるこの大規模な支援センターからは，多くの実践的な知を学びました。

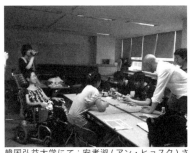

韓国弘益大学にて：安孝淑（アン・ヒョスク）さんのお母さんでALS患者の申道信（シン・ドシン）さんとともに（2011年，撮影筆者）

　7月2日〜3日はソウルの弘益大

学で，世界的なメディア・アーティストのジェイムズ・パウダリー教授（当時／現在はARの会社Magic Leapに勤める）と国際ワークショップ"Art and Assistive Technology"を開催しました。パウダリー教授は，ALS（筋萎縮性側索硬化症）で活動ができなくなったグラフィティ・アーティストTEMPT Oneを支援するプロジェ

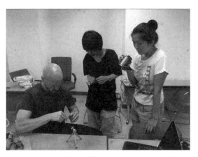

Eyewriter2.0試作の様子。左からパウダリー教授、「スイッチ研」長谷川唯さん、安孝淑さん（2011年，撮影筆者）

クトに参加し，建築物にレーザー光でグラフィティを描く視線入力装置EyeWriter1.0と2.0を開発した代表的メンバーとして知られています。

　パウダリー教授によると，EyeWriter1.0には，操作が困難な点など，障害者が実際には使いにくい点が多々あります。EyeWriter2.0はそのような欠点を克服するために開発されました。そこで「スイッチ研」メンバーもパウダリー教授の指導のもとにEyewriter2.0を，実際に作ってみました。

　ここで試作されたEyeWriter2.0は2011年秋の光州デザインビエンナーレに出品されたとのことです。障害者の補助機器がアートにも繋がる新しい可能性を示しています。

　今回の企画には安さんのお母様でALS患者である申道信さんが車椅子で同行され，研究交流の架け橋となってくださいました。申さんは2012年8月3日にご逝去されました。ここに謹んで，ご冥福をお祈り申し上げます。

＊本企画は「生存学」創成拠点のほか，科学研究費補助金「サイボーグ医療倫理の科学技術史的基盤に関する研究」（研究代表者・松原洋子教授）の支援を受けました。

初出：2011年9月1日（http://www.ritsumei-arsvi.org/news/read/id/445）

加藤有希子（かとう　ゆきこ）

現在の韓国におけるALS関連状況
韓国ALS協会学術大会に参加して

　私は，ALS (Amyotrophic Lateral Sclerosis，筋萎縮性側索硬化症) の人を介護する家族の困難と，ALSの人が利用できる支援制度との関係性について総合的な観点を得るために，日韓の状況を照らし合わせて研究しています。

　ALSとは，進行性難病であり，筋肉機能の低下によって身体障害，言語障害，呼吸障害をもつようになり，初期の段階から24時間介護が必要になるといわれている病気です。

　私は，ALSをめぐる韓国の状況を把握するために，2014年4月27日，韓国で行われた「韓国ALS協会学術大会・定期総会」に参加してきました。発表者はすべて韓国で多数のALSの人たちを診察している医師でした。報告では，「ALSの人の嚥下（飲み込み）障害と呼吸管理」と「ALSの治療と展望」という発表がありました。今回で14回目になるこの大会では，ALSの人と家族に向けた医師による介護の方法，治療法開発に関する報告が行われてきました。

　韓国ではALSと診断された後，当事者とその家族は，人工呼吸器をつけるかどうかを聞かれることがありません。私は，休憩時間を利用して，ある医師に「呼吸器をつけない選択をする人も世界にはいるらしいのですが，それに関してどう思いますか？」と質問しました。その答えは，「今回韓国で船が沈没したでしょう？私はそれがいいたとえになると思います。その人たちが暗闇の中で，呼吸もできずどれだけ苦しかったんだろうと思うと，呼吸器は必ず付けるべきだと思います」というものでした。この答えは，呼吸器に関する韓国の人々の認識をそのまま表している答えだと思います。この答えの認識には，

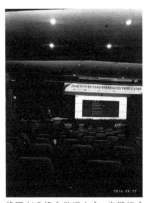

韓国ALS協会学術大会・定期総会
（撮影筆者）

家族の介護が前提にされています。なぜなら，韓国の福祉制度上，病院に長期入院できない場合は，呼吸器を使用する ALS の人の独居は不可能であるからです。こうした条件をふまえれば，介護を強いられている家族の負担を軽減できる支援制度の構築について研究することには意義がある，と思います。

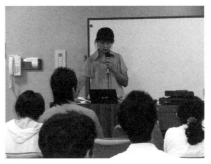
報告時の様子

　大会で自分の研究も紹介しました。私は，①家族の介護負担の度合いが高いこと，②介護支援制度があっても ALS の人の介護をヘルパーが断る場合も多いこと，③身体障害が進行する ALS の人の意思伝達を補助する機器の無償支給の必要性，④介護者の増加の可能性について話しました。家族と介護の問題については，ALS の人を家族にもつ人のなかには相槌を打ってくれる人もおり，そのあとに行ったインタビュー調査では，ヘルパーと家族との関係構築が難しいということを再確認しました。また，意思伝達装置については，韓国国立リハビリ院から，BMI (Brain Machine Interface：脳の神経信号を解析して外部装置をコントロールできるようにする技術) に関する研究が始まったことへの報告がありました。今後，ALS の人の意思伝達装置に関しても様々な試みが行われるだろうと期待を抱きました。

　私にとって今回の大会は，韓国の医療，介護，意思伝達装置開発などの分野で最新情報を得られた貴重な機会でした。また同時に，研究者として，ALS の人が生の最後の瞬間まで家族と人らしく，また家族が介護を強いられることなく生きることができる社会を目指して研究すべきだということも痛感しました。

初出：2014年8月1日（http://www.ritsumei-arsvi.org/news/read/id/582）

安孝淑（あん ひょすく）

誰もが生きられる，生きることに迷わない社会に向けて
障害学国際セミナー2012に参加して

　2012年11月23日，韓国のソウル，イルムセンターで障害学国際セミナー2012が開催されました。午前のセッションでは，「障害者権利条約の履行のための国内法研究」をテーマに，午後のセッションでは，韓国と日本の障害当事者，研究者がそれぞれの国における障害をめぐる現状や課題を発表し，活発な議論が行なわれました。

　セミナー全体を通して興味深かったのは，韓国と日本の障害者運動の違いでした。どちらの運動も「障害当事者を中心に」ということでは一致しているものの，その運動の形成やあり方は驚くほど違いました。障害者運動の違いは，両国の社会の考え方の違いを反映したものでもありました。

　セミナーは，当事者が感じているリアルな現実と研究者たちが考える社会のあり方が，揺れ動きながらも交じり合っていく，貴重な場となりました。同時に，セミナー自体がこうした課題に取り組む者としての姿勢が問われる場でもあったと思います。

　休憩時間に，あるセミナー参加者が，その場で横になり休んでいました。その人は，障害の特性から長時間座って聴講することが厳しく，横になって休むことで体調を管理していました。しかし，何人かの研究者たちは，そこが会場で横になって休憩する場所ではないことなどを理由に注意し，会場から離れたロビーで休むように言いました。その人は「休む場所もない！」と言いました。それは，休憩場所であるロビーに行くのに時間がかかることで学ぶ機会を奪われてしまう可能性があること，体を休めながら参加できるような配慮——休憩場所にモニターを設置するなど——が

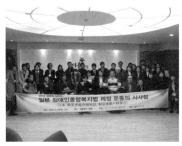

障害学国際セミナー2012

Ⅲ　生存をめぐる〈仕組み〉を考える

ないという指摘でもありました。

　私たちにとって，セミナー会場や人前で横になるという行為はあたりまえのことではありません。かといって，参加者の学ぶ機会を確保するために，違う場所を案内し提供することは，それほどおかしなことではないように思えます。ここ

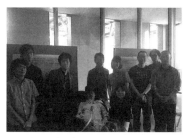
みんなで研究発表！

に，外見ではわからない障害，障害者を理解することの困難がありました。

　私が取り組んでいるALS（筋萎縮性側索硬化症）という難病の人をめぐっては，人工呼吸器を装着すれば長期的な生存が可能となるにもかかわらず，多くの人たちが過酷な家族介助の現実を慮って，自己決定とされながら，その装着をあきらめています。そこには他者によって自己決定が恣意的に行なわれることがある一方で，生活のあらゆる場面で「決めごと」として自己決定が求められることの難しさがあります。

　私たちも日常生活の中で多くの「決めごと」に制約されて，不自由感を持っています。セミナーでの休憩の問題も，ALSの自己決定の問題も，生きにくい状況をつくりだしているのは，私たちが知らない間に当然のものとして身に付けている社会の「決めごと」＝規範なのだと思います。それは私たち自身の生活をも生きにくくさせるものです。

　障害のある／なしにかかわらず，誰もが生きられる，生きることに迷わない社会の在り方を探求する。呼吸器をつけていようと，休憩時間に人前で寝ようとも，人は人として，そこにある存在が尊重される。私の研究は，そんな社会に少しでも近づけるように，目の前にいる人や抱えている障害に真摯に向き合い，彼らにも私にも生きやすい社会を追求することです。これからも障害学や生存学を通して，この社会を問い続けたいと思います。

初出：2013年2月1日　(http://www.ritsumei-arsvi.org/news/read/id/505)

長谷川唯（はせがわ　ゆい）

ヴェトナムにおける障害者の「自立生活」の現状と課題
ハノイ自立生活センターへの調査から

　私が選択した研究の「地」であるヴェトナムの人間関係は「持ちつ持たれつ」で，人との距離が非常に近い国だと感じています。ハノイの人々は日本の政府開発援助で建設した橋や高速道路を見て「日本のおかげでできたものだ」と話し，見ず知らずの私に「道に迷っていないか」「市場で値段をぼられていないか」などと親切に声をかけてくださいます。調査で出向く度にアポイントがなかなかとれなかったり，数えきれないほどの食あたりを経験しても人との関係性がとても心地よく，幾度もハノイへ足を運んでいます。

　私はヴェトナムにおける障害者・病者の生活の営みを探求したい一心で研究を続けています。2009年に日本財団からの資金援助により開設されたハノイ自立生活センターを運営している障害当事者や，サービスを利用しているメンバーにインタビュー調査を行っています。ハノイ自立生活センターは，国からの資金援助によって全ての障害者が「自己選択」を可能とする「自立生活」を営めるよう啓発活動や政府への申し入れをしています。ヴェトナムの障害者年金はごくわずかな金額しか支給されず介助や経済面は家族に頼っているのが現状です。近年，ハノイ自立生活センターの存在が社会に知られるようになり，障害者の「自立生活」は家族にとっても必要不可欠なものであることが理解され始めています。しかし，国自体が発展を遂げているにもかかわらず，センターが国から介助費などの予算を獲得するのは難しく存続も危ぶまれています。

　ハノイ自立生活センターの協力を得て実施したインタビュー調査

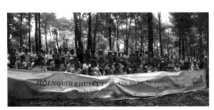
2012年6月17日1日旅行（ハノイ自立生活センターの許諾を得て掲載）

80

III　生存をめぐる〈仕組み〉を考える

によると，障害者は今まで衣服の着脱や移動に割いていた多くの時間を介助者がいることで仕事や余暇に費やすことができるようになり，さらに障害を持つ者同士でカウンセリングを行うことで，今まで抱えていた悩みを解消できたりもしています。また，「自立生活」と出会う前の家族に気を遣う外出

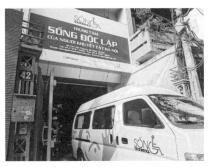

ハノイ自立生活センター事務所（2015年，撮影筆者）

もままならない生活と違い，行動範囲が広がって自己の世界観が変わったという人もいました。

　私はハノイ自立生活センターの実践は，障害者自らが「自己選択」できる「自立生活」の実現において，確実に成果を出していると思います。ヴェトナムは長い戦争経験で多くの犠牲を払ったため，国の発展が進まず，特に病者・障害者支援については外国からの援助で成り立ってきた歴史的経緯があります。これまで外国からの資金調達に頼り続けてきたことが，国家として福祉に予算を出さない体質をつくり，さらにヴェトナム特有の近隣や身内で支えあう親密な人間関係が福祉政策の必要性を捉えにくくしているのではないかと考えています。障害者や病いを抱える人々が「自己選択」「自己決定」できる社会を形成するためには，障害者施策を担う政府を動かし介助費を国家予算から捻出させることができるか，そして障害者・病者の「自立生活」を社会の人々が理解し支援できるかどうかが条件となります。これから存続をかけた正念場を迎えるハノイ自立生活センターのメンバーと共に，今後も課題の検証を続けていきたいと思います。

初出：2015年2月1日（http://www.ritsumei-arsvi.org/news/read/id/616）

権藤眞由美（ごんどう　まゆみ）

IV　生存を〈際（きわ）〉から考える

日本人がアルゼンチン人になるまで

〈日系人〉カテゴリーの生成と動態に関する人類学的研究——これを博士論文の研究テーマとして，アルゼンチンの日系移民社会で調査をおこなってきました。「生存学」が研究の主題に掲げる「障老病異」のなかの「異（ことなり）」にあたります。

2011年3月18日，東日本大震災からわずか1週間後，アルゼンチンの日系社会の有志が首都ブエノスアイレスの中心部にある共和国広場に集まり，震災・津波・原発事故に見舞われた日本の人々にエールを送るためメッセージビデオを制作しました。呼びかけ人によると，募金や救援物資はすぐには届かない，先に気持ちだけでも送って励ましたい，そう思い立ったそうです（後に募金活動も行なわれました）。

アルゼンチンは国家形成期にヨーロッパからの移民を多く受け入れ，今も西欧系出自の人々が社会のマジョリティと言えます。そこに日本人移民とその子孫＝日系人が数万人暮らしていることは，日本ではそれほど知られていないでしょう。一方アルゼンチンでも，ブラジルやペルーなどと比べると日系人は存在感があるとは言えません。

とはいえこの状況は変わりつつあります。その背景としてまず，ブエノスアイレスで日本的なものに触れる機会が増えていることが挙げられます。生け花，茶道，空手，太鼓など，以前から注目されていたいわゆる伝統文化・武道が根強く関心を集め，定着してきたのみならず，アニメ，漫画，テレビドラマ，J-popなどの人気も高まってきました。

もう一つの要因は日系社会そのものの変化です。20世紀初頭から日本人移民は相互扶助を目的とした日

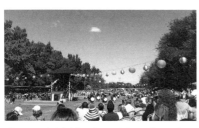

ブルサコ日本人会主催の祭りで演奏する「琉球國祭り太鼓（アルゼンチン支部）」（2016年3月，撮影筆者）

84

本人会や県人会などをつくって活動してきました。そこには日本人しかおらず、日本語を使用するのが普通でした。いわばアルゼンチンのなかの小さな日本です。しかし戦後しばらくして、日本語を学習せずアルゼンチン社会に溶け込んでいく子どもが増えていくに従って、日本とアルゼンチンとい

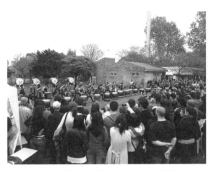

在亜日本人会主催の日会祭りで演奏する「ブエノスアイレス太鼓」（2011年10月、撮影筆者）

う二つの世界の狭間で悩む世代が現れます。「ニッケイ nikkei」という自称が定着するのは、この世代が中心になった80年代ごろにあたります。

　かつて日本人のものだった日系社会の行事も、最近では一般に開かれるようになりました。10月（南半球の春）の祭りや、1月（夏）の盆踊りといった日本的な年中行事、各地の日本人会が年に2回開くバザーは徐々に人気を集め、今では西欧系アルゼンチン人（日系社会では「ガイジン」と呼ばれてきました）の来場者のほうが多いくらいです。

　先に紹介した、震災後の日本を応援する動きも、実際には日系人だけのものではなく、広場に集まった人々のなかには「ガイジン」のアルゼンチン人も多くみられました。日本語を学ぶ人、日系人の親戚や友人がいる人、そして日本につながりはなくても、ただただ被災者・被災地を応援したい人。そんな集まりのなかでは、日系人とそうでない人の区別はあまり意味がなかったでしょう。「日系」はまぎれもなくアルゼンチン社会の一部なのです。

　こうした現在の状況に至るまでにどんな歴史があったのか。そう問うたとき、「二つの世界」に悩んだ世代の人たちの経験と振る舞いが、日系社会の歴史のひとつの段階として大きな意味があるのではないかと私は考えています。

初出：2011年8月11日（http://www.ritsumei-arsvi.org/news/read/id/445）

石田智恵（いしだ　ちえ）

パナマ東部先住民エンベラのもとで調査すること

　パナマ東部ダリエン地方に位置する先住民エンベラの居住地域，これが私の研究の現場です。1983年，先住民エンベラに対して，土地所有の権利を認める法律が制定されました。その法律は，それまでにエンベラが生活していた地域の多くを，特別区として認定するものでした。以降，特別区の行政的な運営を，先住民の総評議会が担っています。

　総評議会の役割のひとつに，特別区で行われるプロジェクトへの対応があります。総評議会は，国外の団体・機関・個人とのやり取りを含んだ特別区の運営を円滑に進めるために，数年前にダリエンから離れた首都・パナマシティに事務所を構えるようになりました。事務所移転が象徴するように，エンベラの生活の現在をかたちづくるのは，先住民特別区に住む人々の実践だけではありません。総評議会にコンタクトを取り連携する外部の人々の構想・思惑も，彼らの現在や未来の一要素となっています。

　パナマシティの総評議会事務所の壁には，一枚の絵が架けられていました。パナマから遠く離れた北米太平洋岸の先住民による，伝統的な絵画です。総評議会のメンバーらが北米太平洋岸の先住民のもとを訪れた際に，贈り物として受け取ったものでした。訪問の目的は，北米の先住民共同体による企業活動の視察でした。総評議会は，設立してまもない企業運営を学ぶために，先に経験をつんでいた北米先住民のもとを訪れたのです。これらの先住民共同体をつないだのが，エンベラの企業と業務提携するコンサルタント企業でした。こうして，無関係だった二つの先住民共同体のうち一方が，他方に対する先行事例として位置づ

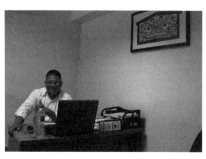

総評議会事務所にて（2011年，撮影筆者）

IV　生存を〈際（きわ）〉から考える

けられるようになったのです。

　気候変動を背景に世界規模で構想されている，森林における定着炭素取引の枠組みに関するセミナーが特別区で開かれたこともありました。総評議会に加えパナマ国内の他の先住民や海外の学術機関が中心になって組織されたセミナーには，パナマ国外の NGO も

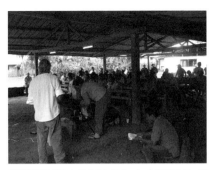

炭素取引枠組みに関するセミナーにて（2010年，筆者撮影）

複数参加しました。セミナーは，先住民ではない人々が先住民に対して情報提供を行なうものでした。写真を使いながらブラジルなどでの事例も紹介されていました。ここでも，遠く離れたところで生きる集団が，それを見る人々にとっての先行事例として提示されていました。

　ここにあげた二つの活動では，本来無関係である別の集団が，エンベラの先行事例，すなわちありうる未来として提示されています。総評議会を訪れる外部の人々は，エンベラと別の集団とを同じように扱いうるものと位置づける構想を持ち込んでいます。その構想には，各集団の生活様式・文化・歴史の異なりを捨象し，それぞれを一様に認識する枠組みが備わっているのでしょう。

　こうしたプロジェクトを通じて先住民の未来がかたちづくられようとしていることに対して，私は民族誌学的な視座に基づいた研究をこれからも進めていきたいと考えています。民族誌学とは，調査でであう人びとの代替不可能性を前提に分析と記述をするものです。この視座のもとに現場について思考をめぐらし，先住民の未来をかたちづくろうとする動向への批判の視点を探求していきたいと考えています。

初出：2013年10月1日（http://www.ritsumei-arsvi.org/news/read/id/528）

近藤宏（こんどう　ひろし）

韓国・ソウル近郊に住むフィリピン人移住者たちの社会空間

　フィリピンは世界最大の移民送り出し国であり，フィリピン国籍者の約1割が海外で生活しています。現在，私は，韓国・ソウル近郊において，フィリピン人移住者が形成する社会空間に注目しています。フィリピン人たちの集まりや活動への参与観察，移住経験をインタビューするなど，文化人類学的方法により研究しています。以前，フィリピン人からの相談が多い京都市にある外国人支援団体にボランティアとして関わり，フィリピン人国際移住者の生活を知りたいという好奇心が芽生えました。

　2012年以降，韓国・ソウルでの調査をはじめました。日本と同じく韓国においても，1980年代以降，フィリピン人出稼ぎ労働者及び，女性結婚移民が増加し続けています。韓国では期間契約による外国人労働者受入制度が設けられ，韓国人と結婚した外国人配偶者は，2~3年の居住を経て，韓国籍を取得できます。2012年にはフィリピン出身の結婚移民である女性が国会議員になりました。しかし，労働者への賃金未払いなどの不当行為や，母子家庭の経済的不安定など依然として多くの問題があります。

　フィリピン人移住者をめぐって社会が大きく変化しつつある韓国において，私はソウル特別市・ヘファ（恵化）にあるカトリック教会付近の社会空間に注目しています。フィリピン国籍者の約8割がカトリックを信仰しています。世界中の多くのカトリック教会には，フィリピン人移住者が集まります。韓国のカトリック教会でも，日曜日午後，フィリピンの主要言語の1つであるタガログ語ミサが行われ，付近には数千人のフィリピン人たちがソウル市内および近郊から集まり

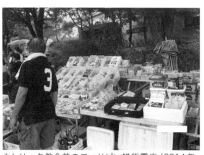
カトリック教会前のフィリピン雑貨露店（2014年，撮影筆者）

IV 生存を〈際（きわ）〉から考える

ます。教会にはフィリピン人グループがあり，教会の前には，日曜日に限定して，フィリピン料理や雑貨の露店が開かれます。また，付近の店はフィリピン人たちで混雑します。

調査開始当初，私は，フィリピン人グループの集まりに参加し，露店に頻繁に行くことで，ヘファ

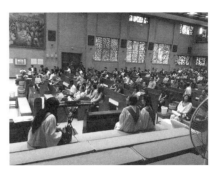

タガログ語ミサに集まるフィリピン人たち（2014年，撮影筆者）

に集まる人びと，露店主のフィリピン人女性ならびにその夫（韓国人男性）たちと交流するようになりました。今では，日本帰国中でも，この様な人びとと連絡を取り合い，韓国滞在に合わせて，彼らの生活状況や社会関係などを調査しています。また，フィリピン人たちは，夫（韓国人男性）や家族，隣人，教会の韓国人信徒，友人など多くの韓国人と深く関係しています。調査では主にタガログ語を使用しています。現在では，韓国語も少し話せるようになり，フィリピン人移住者と関わる韓国人たちや，韓国人の夫たちとも交流しています。韓国でのフィリピン人の社会空間はフィリピン人だけではなく，周囲の韓国人によっても形成されています。そのため，フィリピン人たちの社会空間を理解するには，このような韓国人たちとも関わる必要があります。今後も，移住経験が異なるフィリピン人男性期間労働者たちと女性結婚移民，さらに周囲の韓国人たちとの社会関係，また，韓国生まれの，韓国人とフィリピン人の間に生まれた二世たちのフィリピン文化継承などについて注目します。

初出：2015年1月1日（http://www.ritsumei-arsvi.org/news/read/id/609）

永田貴聖（ながた　あつまさ）

韓国における「ホームレス」政策の変遷

　韓国では1997年の経済危機をきっかけに，ホームレスが本格的に社会の注目を集めはじめました。ソウル駅前では毎日のように，300人あまりの人が炊き出しに並び，約1万人のホームレスがいるという政府の発表もありました。このとき，社会福祉学の研究者や市民団体の活動家が中心になって，ホームレスに対する支援が必要だと主張されました。

　しかし，家のない人々，つまり「ホームレス」と呼ばれる人々は，経済危機によって突如現れたわけではありません。

　1950年から53年の朝鮮戦争，1950年代に行われた「土地改革」，そして農村経済の疲弊と都市の成長などの変化に伴い，1960年代から，都市で浮浪した生活を送る人々（「浮浪者」(부랑자)）は，重要な社会的問題となりました。当時の「浮浪者」は主に15歳から20歳の若者で構成されており，組織的な共同生活を営んでいました。しかし，組織間の「なわばり」をめぐるけんかや通行人に対する無理な物乞いをするなど問題が絶えませんでした。当時の新聞報道には，「浮浪者」に対する取り締まりを主張する記事が掲載されています（写真1）。

　このような「浮浪者」に対する取り締まりの要望を背景として，当時の軍事政権は「浮浪者」を治安対策の対象者と規定し，取り締まり，強制労働，軍隊徴集などを行いました。国家は，この強制労働によって，ダム，高速道路など産業に必要なインフラを整備していったのです（写真2）。当時の「浮浪者」は，社会的な問題であると同時に，産業振興のための労働力としても活用されたのです。このような「浮

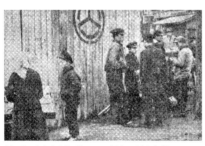

「タバコ売りなどに装って，行人の財布を狙っている若い浮浪者」『東亜日報』1961年2月6日（記事見出し「悪の巣窟，第二社会」）

IV　生存を〈際（きわ）〉から考える

浪者」の取り扱いは，1980年代の初頭まで続きました。

　しかし近年韓国では，「浮浪者」という言葉は法律の言葉から外され，「浮浪者」施設はすべて「露宿人」(노숙인)施設へと名称が変更されました。家のない人々に対する政策は，治安対策から社会福祉政策へと移行したのです。こ

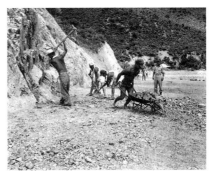

「国土建設団」（1960年代浮浪者・ヤクザ・失業者対策）国家記録院アーカイブ（韓国）より

のような移行を経て，現在の韓国のホームレス支援が形成されているのです。

　こういったホームレス支援をめぐる政策の変化は，韓国に限られることではありません。現在，産業が発達している多くの国々で，かつて産業化に伴う「浮浪者」問題が存在し，彼らに対する政策は，社会福祉的な側面だけではなく，労働を強制する治安対策となることもありました。

　これからの私の研究課題は，韓国における治安問題としての「浮浪者」対策から，福祉政策としての「ホームレス」政策に至るまでの歴史的変遷を，他の国，特に東アジアの日本と比較することにあります。そのことを通じて，社会福祉政策に帰結した韓国の「ホームレス」政策の歴史的変遷の特殊性と一般性を明らかにできると考えています。

初出：2013年11月1日（http://www.ritsumei-arsvi.org/news/read/id/534）

林徳栄（いむ　どくよん）

最期の旅
台湾における死を見つめて

　私の研究は，死にまつわる様々な概念や慣習が，医療技術が高度に進歩する現代社会においてどのように現れているのかを出発点とし，現代人にとっての「善終（善い死）」の形式とその意義を見つめるものです。東アジアの国々を中心に研究し，とりわけ日本と台湾における死生観および終末期医療の法制化に関する比較に取り組んでいます。

　台湾では，最期を家で迎えるために，患者本人の事前意思，もしくは家族の代理決定に基づいて，瀕死状態の患者を退院させ民間運営の救急車で自宅へ搬送する，いわゆる「終末期退院」という慣行が存在します。一般に「最後一程（最後の旅）」または「留一口氣（一息を残す）」と呼ばれるこの慣行は，「壽終正寢（正庁で死ぬことが幸せ）」という伝統的な観念，すなわち自宅で亡くなることを「善終」として捉える台湾人の死生観の特徴のひとつに関連しています。台湾人にとって「客死他郷（自分の故郷ではない所で死ぬこと）」は亡くなった人の魂が家に帰れなくなり，先祖代々との合流ができなくなる悲しい出来事です。それゆえ，病院で危篤状態になったときに，そのまま病院で死ぬのではなく，「一息」でも残っているうちに自宅まで搬送してそこで亡くなるという慣行が生じました。

　1995年に国民皆保険に相当する「全民健康保険」が実施され，医療制度も整備されてきている台湾において，「終末期退院」の慣行の存在は現代社会における医療技術と伝統的な死生観の融合とも考えられます。しかしここ数年，台湾では医療施設で亡くなる割合が増える傾向が見られます。かつて自宅

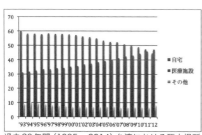

過去20年間（1995〜2014）台湾における死亡場所別に見た構成割合（％）の年次推移（筆者作成）

IV 生存を〈際（きわ）〉から考える

で亡くなる人は全体の半数以上を占めていましたが，2012年には医療施設の死亡者数が自宅の死亡者数を上回りました。その背景に，2000年に成立した，本人の事前意思もしくは家族の代理決定による延命治療の拒否に関する法律――「安寧緩和医療法」――の存在があります。数回にわたる法改正を経て，現在，終末期における延命治療の事前指示書

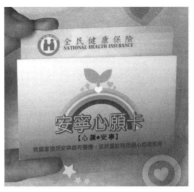

台湾の全民健康保険カードと緩和医療選択カード
（撮影筆者）

は全民健康保険のデータベースに保存することができ，保険ICカードを読み込むだけでその意思が確認できます。延命治療を望まず緩和医療を選択する人は，病院でのケアを受けて最期に自宅へ搬送されて亡くなる場合もあれば，そのまま病院で息を引き取る場合もあります。それらのどれが「善終」なのかは人それぞれですが，死に場所による終末期ケアの差をなくし，患者の意思を尊重することが終末期医療の法制化の目的です。

　かつての台湾社会では「死」というテーマを忌まわしく思い，それを語ることをタブー視してきた傾向がありました。伝統的な慣習にのっとってなるべく自宅で死を迎えさせ，最期をめぐる本人の意思も家族との阿吽の呼吸で解されてきました。終末期医療の法制化によって，それまで暗黙のままで決めていたことがより明確になり，自らの最期を事前に選択することへと変化しています。死の伝統にのっとった慣行の実態とその変化を踏まえて，私は台湾や東アジアにおける「善終（善い死）」の変容を考察しつつ，死を見つめていきます。そして，「死」への考察を通して，「生きること」を考えていきたいと思っています。

初出：2014年1月1日（http://www.ritsumei-arsvi.org/news/read/id/541）

鍾宜錚（しょう ぎそう）

死刑執行を思考する

　「殺したくないし，殺されたくないし，殺させられたくない」と考えている私にとって，殺せと命令され，それを拒否することができないような現実があることは驚きでした。しかし，それが，死刑執行人の現実なのです。一体なぜこのような現実があるのか。日本では刑務官が死刑執行を担いますが，なぜ法務大臣や裁判官や検察官ではなく刑務官なのか。死刑執行を担う者を決定する社会的条件とはなにか。このような問いから研究をはじめ，その成果をまとめたものとして，『死刑執行人の日本史——歴史社会学からの接近』(青弓社)を2011年1月に刊行しました。

　私の研究が，障老病異について研究する「生存学」とどのような関係にあるのか，疑問に思われる方がいらっしゃるかもしれません。しかし，「生きて在るを学ぶ」を掲げる「生存学」にとって，生きて在ることを許さない死刑は，その前提を揺さぶる刑罰です。そのことに鑑みれば，私の研究も「生存学」に貢献すると考えています。

　拙著では，刑務官が死刑執行を担う仕組みは偶然の歴史的産物であること，死刑執行人の苦悩にたいして，殺すのがいやならば辞めればよいといった反論がなされますが，死刑執行は刑務官の職務ではないため，そう単純な話ではないこと，死刑執行人の苦悩とは人を殺すことについての真っ当な反応であること，などを明らかにしました。そして，死刑をめぐる議論のなかで，この真っ当な反応についての考察がなされていないことを指摘しました。

　拙著はまだまだ未熟な部分が多く，出版直前まで，世に出すべきかどうか迷いましたが，今は出版

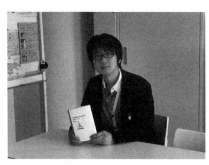

『死刑執行人の日本史』と執筆者

してよかったと思っています。というのも同じ問題意識をもつ多くの方と巡り合えたからです。その一例をあげます。2011年3月9日〜15日に、「死刑執行人——山田浅右衛門とサンソン」(以下、「死刑執行人」)という演劇が、劇団「世の中と演劇するオフィスプロジェクトM」によって上演され

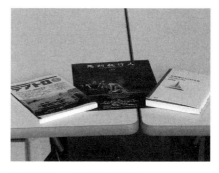

「死刑執行人——山田浅右衛門とサンソン」のチラシ、戯曲が収録された雑誌、そして拙著

ました。「死刑執行人」は、山田浅右衛門とサンソン、そして隠された存在としての刑務官の三者に焦点を当てることで、時間、空間を問わず、死刑執行は、死刑執行される側だけでなく、死刑執行する側をも蝕むのだということを、圧倒的な迫力で描きだした力作です。そのなかで、拙著を引用していただけました。同劇は、拙著とはまったく無関係に制作されていたので——脚本の方の話によれば、脚本の〆切間近に、拙著の原型である論文(立命館大学大学院先端総合学術研究科・博士予備論文)を発見されたそうです。それは拙著刊行前日のことでした——、同じ時期に、同じような問題を考え、そのことを違う形で世に問うたのは、シンクロニシティという他ありません。私は大学の学部生の頃、演劇団体に所属していたこともあったので、このような素晴らしい演劇に自分の本がわずかながらでも貢献できたことに、感動しました。それと同時に、改めて、死刑執行を思考すること、ならびに研究の発信が重要であることを痛感しました。「死刑執行人」の戯曲は、総合演劇雑誌『テアトロ』(2011年4月号)に掲載されていますので、是非手にとっていただければと思います。

初出：2011年5月27日 (http://www.ritsumei-arsvi.org/news/read/id/438)

櫻井悟史（さくらい　さとし）

人は表現するために生きる
マダン劇の現場から

　生存学の言葉を借りれば,「生きて存るを表現する」現場,それが私の研究のフィールドです。1960年代後半から70年代にかけて,朝鮮半島の伝統的な仮面劇の要素を取り入れた「マダン劇」という新しい芝居形態が韓国で生まれました。1980年代半ば,京都でもマダン劇を上演しようと,在日韓国朝鮮人と日本人の若者たちが集まり民族民衆文化牌「ハンマダン(一つの広場)」を結成しました。彼らは表現活動をする場を,「在日にとっては奪われた民族と人間性を取り戻す場所として,日本人にとっては,日本社会の抑圧から自らを解放する場所として」(ハンマダン結成の呼びかけ文より)位置づけ,そこから在日韓国朝鮮人と日本人の「共生」を模索していきます。彼らが活動の拠点とした東九条地域では,自己解放や共生を理念とする「東九条マダン」という祭りが開催され,新たな表現を生みだしています。こうした現象に着目し,人間の「生」と「表現すること」との関係を解明することが私の研究のテーマです。

　「마당」とは,庭や広場を表す言葉です。マダン劇とは,芝居のための舞台や装置がない,観客が周囲を取り囲んだ直径10メートルほどの円形空間の中で,楽士・演者・観客とが即興も交えてつくり上げる芝居で,それは「何もない」時空間を流転する生成変化の場といえます。マダン劇で演じられてきた表現とは,モノとして残らず実体として固定されない,その場に居合わせた人たちの純粋な意思の構成であり,意思で構成された宇宙とも捉えらます。

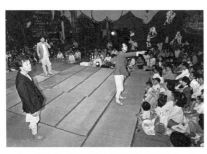
マダン劇「土地プリ」@京大西部講堂(1990年,ハンマダンの許諾を得て掲載)

Ⅳ　生存を〈際（きわ）〉から考える

　こうしたマダン劇と，マダン劇が生みだされる東九条という地域との関係もまた，私の研究の対象です。東九条は京都で最大の在日韓国朝鮮人の居住地域で，戦前戦後を通じて多くの在日韓国朝鮮人や生活困窮者を包摂した地域です。かつて多重・多層の差別構造

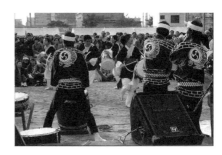
和太鼓＆サムルノリ（東九条マダン実行委員会の許諾を得て掲載）

を有した一方で，独特の生活文化が息づいています。例えば，朝鮮半島で추석（秋夕）と呼ばれる陰暦の中秋節の朝には，今でも東九条の道端に先祖を祀る제사（祭祀）の供え物が置かれていたりします（祭祀の終わりには，少しずつちぎった供え物を家の前などに撒くことになっています）。ガードレール脇に置かれた，ゴミと間違われそうな供え物ですが，しっかりと天に向けられ，この世界と天とをつなぐ小宇宙を形成しているその光景に，私は東九条で創造される表現の豊かさの一因を感じています。

　私のこれまでの研究は，東九条地域の表現活動に，どれだけたくさんの人間の「生」が存在し，それらが作用・反作用しあっていたのかを記すことであり，今もその途上にいます。たかが芝居。けれどそこには日々の生活に追われながらも，しっかりと自らの「生」そのものを表現する人々の行為があります。現場で拾い上げたこうした事象，そして自らも芝居づくりに参加する私自身の経験から，表現をすることこそが人間の生きる目的，人間の根源的な姿なのではないかという新たな問いが生まれ，この問いを論証することが，今後の私の研究です。

初出：2014年10月1日（http://www.ritsumei-arsvi.org/news/read/id/594）

梁説（やん　そる）

植民地主義の時代を越えて
引揚げ少年少女たちの戦後文学

　2013年10月，立命館大学で長らく教鞭をとられ，大学院で私の指導に
も当たってくださった西川長夫先生が逝去されました。先生が病床から最
後に世に送り出したのは，『植民地主義の時代を生きて』というタイトル
の分厚い本でした。こうして西川先生は，ご自身が生きてこられた時代
を，痛恨の思いをこめて一言で「植民地主義の時代」と要約なさったので
した。私は，先生の植民地主義研究や国民国家論に学びながら，自分の
「研究の現場」に入っていきました。

　もともと私は，近代日本の精神史に広く見られる西洋コンプレックスと
アジア蔑視の傾向に関心を抱き，人文学の世界に本格的に足を踏み入れま
した。日本人の「西高東低型」世界認識は，明治以降の国家の近代化（西
洋化）になかば不可避的に付随するものだったといえます。研究を進める
中で，私の関心は，日本が植民地化した土地で生まれ育った日本人の戦後
文学に収斂していきました。帝国日本が第二次世界大戦に敗戦した1945
年，海外の植民地や戦域には，700万人近くの日本人がいたといわれてい
ます（そのうちのおおよそ半数が軍人・軍属，もう半数が民間人でした）。そのうち
の一人だった作家の五木寛之は，自分たち植民者の立場について，「貧し
いゆえに外地へはみ出し，その土地で今度は他民族に対して支配階級の
立場に立つという，異様な二重構造」をしていた，と振り返っています
（『深夜の自画像』）。

　宗主国と植民地の境界に生じたこの「異様な二重構造」は，ある意味
で，欧米列強とアジアの狭間に置かれた帝国主義時代の日本の縮図でし
た。私は，戦後日本で引揚者と呼ばれたこれらの人たちこそが，「文明」
と「野蛮」，「一等国」と「四等国」といった対極的自国イメージに引き裂
かれた近代日本の精神史の矛盾を集約した歴史的存在だった，という考え

IV 生存を〈際（きわ）〉から考える

を持つようになりました。そうして，確かに少なくない数の引揚者たち，とりわけ引揚げ少年少女たちが，長じて文学者になり，自らの生の根源と不可分に絡み合う植民地主義の歴史と真摯に向き合おうとしていたことを知るようになりました。私は朝鮮半島に特に興味を持ってい

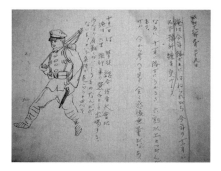

小林勝の中学時代の日記の1ページ（遺族の許諾を得て掲載，撮影筆者）

たので，博士課程では，朝鮮問題と真向から対峙し，自己と日本人の魂の脱植民地化を目指した朝鮮生まれの作家小林勝（1927-1971）の研究に集中することにしました。現在は，彼以外の引揚者作家や在日朝鮮人作家など，戦後日本で植民地主義の問題に取り組んだ文学者たちの比較文学研究へと視野を広げようとしているところです。

　ところで，論集『植民地主義の時代を生きて』がご自身の生前最後の本になると悟っておられた西川先生も，1934年に植民地朝鮮で生まれ，敗戦を満洲で迎えた一人の引揚げ少年でした。先生は晩年，植民地での暮らしと過酷な引揚げの体験が自分の人生の原風景であり研究の原点だった，と打ち明けておられました。その西川先生から学び，「研究の現場」に入っていった私が，その遺志を受けて何かしらの書物を書き継ぐとすれば，それは「植民地主義の時代を越えて」という展望を含むものであるべきでしょう。

初出：2014年11月1日（http://www.ritsumei-arsvi.org/news/read/id/596）

原佑介（はら　ゆうすけ）

「沖縄問題」の現在を歴史化するために

　2012年10月1日，台風の過ぎ去った快晴の沖縄の空。私の頭上を飛んでいく米軍輸送機MV22（オスプレイ）。日米両政府は，沖縄に生きる人々の反対の声を押し切ってオスプレイを沖縄に配備しました。これによって私たちは改めて「沖縄問題」に向き合うことを求められています。沖縄の軍事化，自治・自立の抑圧，生存の危機が深刻に進行しているからです。

　そもそも「沖縄問題」とは何でしょうか。「沖縄問題」は〈沖縄の人々が抱える，沖縄＝あの島で起こっている問題〉と捉えられがちです。マスメディアでは，「当事者」とされる沖縄県知事らがオスプレイ配備撤回を求め，日本政府に陳情・要求する姿が何度も切り取られてきました。私たちはその場面を傍観者として眺めていないでしょうか。

　考えてみれば，沖縄の軍事化を容認しているのは日本の政治に「参加」している私たち一人一人です。また，世界各地に軍事基地を維持している，アメリカの市民も「沖縄問題」の「当事者」であるでしょう。在沖米軍による殺戮と侵略の対象となったベトナムやイラクの人々も「沖縄問題」の「当事者」といえるかもしれません。しかし，「沖縄問題」はテレビ画面のように常に切り縮められ，「沖縄問題」をめぐる繋がりは不可視化されてきました。

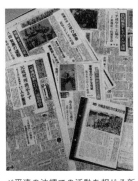
ベ平連の沖縄での活動を報じる新聞・雑誌記事

　「沖縄問題」とは，誰にとってのいかなる問題であるのか——私はこの問いを，社会運動，特に1972年の沖縄の日本「復帰」をめぐって沖縄，日本，そして海外の人々によって激しく闘われた「沖縄闘争」を対象に考えてきました。残された多くのビラ，機関紙，雑誌や新聞の記事，そして（元）活動家への聞き取り調査の結果を読み解く作業を続けています。

　たとえば，1960年代後半，日本「本土」のベ

IV 生存を〈際（きわ）〉から考える

トナム反戦運動は，ベトナムへの出撃基地となった沖縄を積極的に問題化しました。沖縄と日本「本土」の運動とが共同で，座り込みやデモ，雑誌への意見広告掲載などの取り組みをし，沖縄からの基地撤去を要求したのです。また，在沖米軍基地のなかでは，黒人兵を中心に反戦運動に取り組む兵士がいました。米兵にとって軍隊は，不当な戦争を強要する暴力装置そのものだったのです。基地の外の闘争は反戦米兵との交流を始め，軍隊の「解体」を目指していきました。沖縄にある基地・軍隊をそれぞれの立場から主体的に問題化し，経験や思想を分有

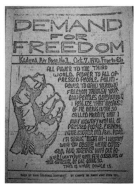

在沖米軍兵士が発行していた反戦新聞（*Demand for Freedom*, vol.1., 1970年10月7日，沖縄・米軍嘉手納空軍基地の反戦 GI グループ発行）

し，共闘を試みる人々の群れ。「『沖縄問題』は『自らの問題』だ」と考える人々が無数に存在したのです。現在，見えないのはこのようなつながりです。

　しかし，多様なアクターが「沖縄問題」を「自らの問題」としたことは，同時に，無数の対立や緊張関係も生み出します。それぞれの生きている現実は目眩がするほど異なっていたからです。沖縄の人々にとって米兵や日本人は加害者ですが，一方で，ベトナム人にとって沖縄の人々は加害者でもありました。「沖縄」の内部には基地の有無などの差異も存在します。「沖縄問題」を〈沖縄の人々が抱える，沖縄＝あの島で起こっている問題〉と限定せずに思考することは，人々に連帯と葛藤をもたらします。

　沖縄闘争における連帯とコンフリクトのありようを複雑なまま，精緻に検証することで，現在の「沖縄問題」認識を歴史化し，別の思考回路と実践を生み出していきたいと考えています。

追記：研究成果は拙著『沖縄闘争の時代1960/70』人文書院（2014年）にまとめられています。

初出：2012年12月1日（http://www.ritsumei-arsvi.org/news/read/id/495）

大野光明（おおの　みつあき）

著者略歴 (執筆順)

渡辺克典 * 編者
静岡大学人文学部卒，名古屋大学大学院環境学研究科博士後期課程単位取得退学，博士
　　（社会学），現在：立命館大学衣笠総合研究機構准教授，専門分野：社会学，主
　　著：『触発するゴフマン——やりとりの秩序の社会学』(共編，新曜社，2015年)

吉田幸恵
北九州市立大学文学部卒，立命館大学大学院先端総合学術研究科一貫制博士課程単位取
　　得退学，博士（学術），現在：東京大学医科学研究所公共政策研究分野特任研究
　　員，専門分野：社会学，主著：『医学・生命科学の研究倫理ハンドブック』(共著，
　　東京大学出版会，2015年)

植村要
花園大学社会福祉学部卒，立命館大学大学院先端総合学術研究科一貫制博士課程単位取
　　得退学，博士（学術），現在：株式会社図書館総合研究所特別顧問，専門分野：
　　障害学，主論文：「当事者性が関わるインタビュー調査についての方法論からの
　　考察」(『保健医療社会学論集』第26巻1号所収，2015年)

新山智基
神戸国際大学経済学部卒，立命館大学大学院先端総合学術研究科修了，博士（学術），
　　現在：神戸国際大学経済学部非常勤講師，専門分野：社会学，国際協力，主著：
　　『顧みられない熱帯病と国際協力——ブルーリ潰瘍支援における小規模 NGO の
　　アプローチ』(学文社，2014年)

北村健太郎
久留米大学文学部卒，立命館大学大学院先端総合学術研究科修了，博士（学術），現
　　在：立命館大学非常勤講師，専門分野：社会学，主著：『日本の血友病者の歴史
　　——他者歓待・社会参加・抗議運動』(生活書院，2014年)

堀智久
宮城教育大学教育学部卒，筑波大学大学院人文社会科学研究科修了，博士（社会学），
　　現在：名寄市立大学保健福祉学部社会福祉学科専任講師，専門分野：社会学，障
　　害学，障害者福祉，主著：『障害学のアイデンティティ——日本における障害者
　　運動の歴史から』(生活書院，2014年)

桐原尚之
現在：立命館大学大学院先端総合学術研究科一貫制博士課程，日本学術振興会特別研究
　　員（DC1），専門分野：障害学，主論文：「宇都宮病院事件から精神衛生法改正
　　までの歴史の再検討——告発者及びその協力者の意図との関係」(『Core Ethics』
　　第11号所収，2015年)

白田幸治
京都大学法学部卒，現在：立命館大学大学院先端総合学術研究科一貫制博士課程，専
　　門分野：障害学，主論文：「だれが『当事者』なのか——『精神障害当事者研究』
　　のために」(『Core Ethics』第12号所収，2016年)

甲斐更紗
多摩美術大学美術学部卒，兵庫教育大学大学院連合学校教育学研究科修了，博士（学校

教育学），現在：九州大学基幹教育院特任助教，専門分野：臨床心理学，主著：『聴
　　　覚障害者の心理臨床2』(共著，日本評論社，2008年)

クァク・ジョンナン
立命館大学大学院先端総合学術研究科修了，博士（学術），現在：大阪市立大学都市文
　　　化研究センター (UCRC) 研究員，専門分野：聞こえない・聞こえにくい人のコ
　　　ミュニケーション権，主著：『日本手話とろう教育——日本語能力主義をこえて』
　　　(生活書院，2017年)

小門穂
大阪教育大学教育学部卒，京都大学大学院人間・環境学研究科博士後期課程研究指導認
　　　定退学，博士（人間・環境学），現在：大阪大学大学院医学系研究科医の倫理と
　　　公共政策学特任助教，専門分野：生命倫理，主著：『フランスの生命倫理法——
　　　生殖医療の用いられ方』(ナカニシヤ出版，2015年)

由井秀樹
京都府立大学福祉社会学部卒，立命館大学大学院先端総合学術研究科修了，博士（学
　　　術），現在：立命館大学衣笠総合研究機構専門研究員，専門分野：科学史，主
　　　著：『人工授精の近代——戦後の「家族」と医療・技術』(青弓社，2015年)

吉田一史美
中央大学法学部卒，立命館大学大学院先端総合学術研究科修了，学位：博士（学術），
　　　現在：立命館大学衣笠総合研究機構専門研究員，専門分野：社会史・制度史（生
　　　命倫理，ジェンダー，児童福祉），主論文：「菊田医師事件と優生保護法改正問
　　　題——『産む自由』をめぐって」(『医学哲学・医学倫理』第29号所収，2011年)

青木秀光
立命館大学産業社会学部卒，立命館大学大学院社会学研究科修了，修士（社会学），現
　　　在：立命館大学大学院先端総合学術研究科一貫制博士課程，専門分野：社会学，
　　　社会福祉学，主論文：「ある統合失調症の娘を抱える両親の生活世界——いかに
　　　娘の症状へ対処してきたのか」(『日本オーラル・ヒストリー研究』第12号所収，
　　　2016年)

谷村ひとみ
立命館大学文学部卒，立命館大学大学院先端総合学術研究科修了，博士（学術），現
　　　在：立命館大学産業社会学部非常勤講師，専門分野：家族社会学，主論文：「『僅
　　　かな資源しか持たない』離別シングルマザーの家族戦略と老後設計——成人子と
　　　の決別で獲得したひとりの老後」(『Core Ethics』第9号所収，2013年)

村上潔
東洋大学文学部卒，立命館大学大学院先端総合学術研究科修了，博士（学術），現在：
　　　立命館大学生存学研究センター客員研究員，神戸市外国語大学非常勤講師，立命
　　　館大学産業社会学部非常勤講師，専門分野：現代女性思想・運動史，主著：『主
　　　婦と労働のもつれ——その争点と運動』(洛北出版，2012年)

小西真理子
立命館大学文学部卒，立命館大学大学院先端総合学術研究科修了，博士（学術），現
　　　在：日本学術振興会特別研究員 (PD)，専門分野：倫理学，主論文：「ケアの倫
　　　理に内在する自立主義—— 相互依存・依存・共依存の検討を通じて」『倫理学年

報』第65号所収，2016年）

藤原信行
立命館大学大学院先端総合学術研究科修了，博士（学術），現在：大阪市立大学都市
　　文化研究センター（UCRC）研究員，専門分野：社会学（医療社会学・家族社会
　　学・社会病理学），主論文：「自殺動機付与・責任帰属活動の達成と，人びとの
　　方法と／しての精神医学的知識」（『ソシオロゴス』第36号所収，2012年）

横田陽子
名古屋市立大学薬学部卒，立命館大学大学院先端総合学術研究科一貫制博士課程単位取
　　得退学，博士（学術），現在：立命館大学生存学研究センター客員研究員，専門
　　分野：科学史，主著：『技術からみた日本衛生行政史』（晃洋書房，2011年）

堀田義太郎
立命館大学産業社会学部卒，大阪大学大学院医学系研究科修了，博士（医学），現在：
　　東京理科大学理工学部講師，専門分野：倫理学，主論文：「何が差別を悪くする
　　のか──不利益説の批判的検討」（『倫理学年報』第65号所収，2016年）

坂井めぐみ
立命館大学産業社会学部卒，現在：立命館大学大学院先端総合学術研究科一貫制博士課
　　程，専門分野：医学史・科学技術社会論，主論文「臨床試験計画への患者の関
　　与──脊髄損傷者への再生医療に着目して」（『Core Ethics』第10号所収，2014
　　年）

西沢いづみ
新潟大学理学部卒，現在：立命館大学大学院先端総合学術研究科一貫制博士課程，京都
　　中央看護保健大学校講師，専門分野：生化学，主論文：「1950年代の都市におけ
　　る医療供給と受療──京都市・白峯診療所の活動を事例に」（『保健医療社会学論
　　集』第27巻2号所収，2017年）

小辻寿規
大谷大学文学部卒，立命館大学大学院先端総合学術研究科一貫制博士課程先端総合学術
　　専攻単位取得後退学，修士（社会学），現在：京都橘大学現代ビジネス学部助教，
　　専門分野：社会学・まちづくり学，主論文：「高齢者社会的孤立問題の分析視座」
　　（『Core Ethics』第7号所収，2011年）

辻義宏
姫路獨協大学法学部卒，学士（法学），現在：立命館大学大学院先端総合学術研究科一
　　貫制博士課程，合同会社小鳩代表社員（訪問介護事業所），株式会社ファースト
　　代表取締役（介護事業コンサルティング業），専門分野：社会学・介護経営学・
　　社会福祉援助学，主論文：「小規模な訪問介護事業所におけるランニングコスト
　　と経営課題について──合同会社小鳩の事例を手掛かりに」（立命館大学大学院
　　先端総合学術研究科2014年度博士予備論文，2015年）

角崎洋平
金沢大学経済学部卒，立命館大学大学院先端総合学術研究科修了，博士（学術），現
　　在：日本学術振興会特別研究員（PD），専門分野：社会政策論，主著：『マイク
　　ロクレジットは金融格差を是正できるか』（共著，ミネルヴァ書房，2016年）

橋口昌治
立命館大学国際関係学部卒，立命館大学大学院先端総合学術研究科修了，博士（学術），
　　　立命館大学生存学研究センター客員研究員，専門：労働社会学，主著：『若者の
　　　労働運動——「働かせろ」と「働かないぞ」の社会学』(生活書院，2011年)

川端美季
立命館大学文学部卒，立命館大学大学院先端総合学術研究科修了，博士（学術），現
　　　在：立命館大学衣笠総合研究機構専門研究員，専門分野：医学史・公衆衛生史，
　　　主著：『近代日本の公衆浴場運動』(法政大学出版局，2016年)

田島明子
東京都立医療技術短期大学卒，立命館大学大学院先端総合学術研究科修了，博士（学
　　　術），現在：聖隷クリストファー大学リハビリテーション学部／同大学院リハビ
　　　リテーション科学研究科准教授，専門分野：作業療法学，障害学，主著：『障害
　　　受容からの自由——あなたのあるがままに』(編著，シービーアール，2015年)

加藤有希子
デューク大学美術史学科博士課程修了，慶應義塾大学大学院文学研究科博士課程単位取
　　　得満期退学，Ph.D.（美術史），現在：埼玉大学基盤教育研究センター准教授，専
　　　門分野：美術史・表象文化論，主著：『新印象派のプラグマティズム』(三元社，
　　　2012年)

安孝淑
現在：立命館大学大学院先端総合学術研究科一貫制博士課程，専門分野：難病家族介護
　　　研究，主論文：「ALSの人に対する韓国制度の現在と改善可能性」(『立命館言語
　　　文化研究』第26巻4号所収，2015年)

長谷川唯
立命館大学産業社会学部卒，立命館大学大学院先端総合学術研究科修了，博士（学術），
　　　現在：日本学術振興会特別研究員（PD），専門分野：障害学，主論文：「インペ
　　　アメントを有する身体から見る自己決定の様相」(『ソシオロゴス』第40号所収，
　　　2016年)

権藤眞由美
熊本学園大学社会福祉学部卒，現在：立命館大学大学院先端総合学術研究科一貫制博士
　　　課程，熊本学園大学インクルーシブ学生支援センターしょうがい学生支援室，専
　　　門分野：社会福祉学，主論文：「ヴェトナムハノイILセンター設立経緯と運営展
　　　望における諸問題」(『Core Ethics』第10号所収，2014年)

石田智恵
立命館大学文学部卒，立命館大学大学院先端総合学術研究科修了，博士（学術），現
　　　在：日本学術振興会特別研究員（PD），専門分野：文化人類学・ラテンアメリカ
　　　研究，主論文：「軍政下アルゼンチンの移民コミュニティと『日系失踪者』の政
　　　治参加」(『コンタクト・ゾーン』第7号所収，2015年)

近藤宏
中央大学総合政策学部卒，立命館大学大学院先端総合学術研究科修了，博士（学術），
　　　現在：立命館大学衣笠総合研究機構専門研究員，専門分野：文化人類学，主著：
　　　『贈与論再考』(共著，臨川書店，2016年)

著者略歴

永田貴聖
京都学園大学法学部卒，立命館大学大学院先端総合学術研究科修了，博士（学術），現
　　　在：国立民族学博物館機関研究員，専門分野：移民研究，文化人類学，主著：
　　　『トランスナショナルフィリピン人の民族誌』(ナカニシヤ出版，2011年)

林徳栄
延世大学校（韓国）卒，立命館大学大学院先端総合学術研究科修了，博士（学術），現
　　　在：韓国LH土地住宅研究院責任研究員，専門分野：社会福祉学，主論文：「韓
　　　国の一九六〇年代における『浮浪児』の生成とその政策──ホームレス歴史の観
　　　点から」(『生存学vol.9』所収，2016年)

鍾宜錚
国立台湾大学文学部卒，立命館大学大学院先端総合学術研究科修了，博士（学術），現
　　　在：立命館大学衣笠総合研究機構専門研究員，専門分野：倫理学，主論文：「台
　　　湾における終末期医療の議論と『自然死』の法制化──終末期退院の慣行から安
　　　寧緩和医療法へ」(『生命倫理』第23巻1号所収，2013年)

櫻井悟史
立命館大学文学部卒，立命館大学大学院先端総合学術研究科修了，博士（学術），現
　　　在：立命館大学衣笠総合研究機構専門研究員，専門分野：犯罪社会学，歴史社会
　　　学，主著：『死刑執行人の日本史──歴史社会学からの接近』(青弓社，2011年)

梁説
立命館大学二部文学部卒，現在：立命館大学大学院先端総合学術研究科一貫制博士
　　　課程，主論文：「ことば，笑い，ユートピア── 梁民基が描いた世界」(『生存学
　　　vol.7』所収，2014年)

原佑介
早稲田大学第一文学部卒，立命館大学大学院先端総合学術研究科修了，博士（学術），
　　　現在：立命館大学衣笠総合研究機構専門研究員，専門分野：比較文学，主論
　　　文：「害虫たちのジェノサイド，益虫たちのユートピア」(『生存学vol.9』所収，
　　　2016年)

大野光明
立命館大学国際関係学部卒，立命館大学大学院先端総合学術研究科修了，博士（学術），
　　　現在：日本学術振興会特別研究員（PD），専門分野：歴史社会学・社会運動論，
　　　主著：『沖縄闘争の時代1960/70── 分断を乗り越える思想と実践』(人文書院，
　　　2014年)

知のアート・シリーズ　4

知のフロンティア――――――――――――――――――――――――
生存をめぐる研究の現場

発　行 ――2017年3月28日　第1刷発行
定　価 ――定価は表紙に表示
©監　修 ――立命館大学生存学研究センター
　編　者 ――渡辺克典
　発行者 ――小林達也
　発行所 ――ハーベスト社
　　　　　〒 188-0013　東京都西東京市向台町 2-11-5
　　　　　電話　042-467-6441
　　　　　振替 00170-6-68127
　　　　　http://www.harvest-sha.co.jp
印刷・製本　㈱平河工業社
落丁・乱丁本はお取りかえいたします。
Printed in Japan
ISBN978-4-86339-085-0 C1036
© Research Center for Ars Vivendi, Ritsumeikan University, 2017

本書の内容を無断で複写・複製・転訳載することは、著作者および出版者の権利を侵害することがご
ざいます。その場合には、あらかじめ小社に許諾を求めてください。
視覚障害などで活字のまま本書を活用できない人のために、非営利の場合にのみ「録音図書」「点字図書」
「拡大複写」などの製作を認めます。その場合には、小社までご連絡ください。

知のアート」シリーズ　既刊好評発売中

1　フィールドワークと映像実践
研究のためのビデオ撮影入門
南出和余・秋谷直矩著　A5判　本体1000円

本書は、「フィールドワークに映像を活用しよう」とする初心者や、「何はともあれ現実に基づいた映像作品（ドキュメンタリー）を作りたい」と願う初心者を対象としたガイド本である。ことに、近年ではメディアリテラシー教育の一環として、学生に映像制作の実践教育を行う大学も増え、そうした大学生を対象とした教科書としての利用も念頭に置いている。

2　ソーシャル・メディアでつながる大学教育
ネットワーク時代の授業支援
橋爪大三郎・籠谷和弘・小林盾・秋吉美都・金井雅之・七條達弘・友知政樹・藤山英樹　著　A5判　本体1000円

本書は、SNS（ソーシャル・ネットワーキング・サービス）や学習管理システムのようなソーシャル・メディアを使った大学授業の実践例を紹介したリーフレットです。ゼミ、ディベート、講義、卒業論文指導など大学教育のさまざまな場面をとりあげた各章では、「課題」、「実践内容」、「課題への回答」、「レッスン」という構成で、具体的な事例が紹介されています。大学での教育実践へのヒント集としてご活用ください。

3　アクティブ・ラーニング入門
すぐ使える中学校からの17メソッド
小林盾著　A5判　本体1000円

授業にアクティブ・ラーニングを採りいれ、生徒が能動的に勉強するためには、どのようなメソッドがあるでしょうか？　この本は、生徒が楽しみながらできる代表的なアクティブ・ラーニング法を、イラストと写真を豊富に用いて、具体的な実施ステップを紹介しています。そのため、明日からでも授業で実施することができるでしょう。おもに中学校、高校、大学での授業を想定していますが、専門学校、企業、官公庁その他の組織でも活用できることでしょう。

以下続刊

ハーベスト社

M-GTAモノグラフ・シリーズ
M-GTAの分析例と実践的応用

M-GTAによる生活場面面接研究の応用
実践・研究・教育をつなぐ理論

小嶋章吾・嶌末憲子著　四六判　本体1800円　M-GTAモノグラフ・シリーズ1
978-4863390638

M-GTAを用いた研究結果である「生活場面面接体系化のためのプロセス理論」が、研究面、実践面、教育面、政策面にどのように応用ないしは反映され、さらなる研究へと発展しえたかについて紹介するものである。社会福祉研究においては、「実践の科学化」（岡本民夫）が目指されて久しい。この遠大だが、社会福祉実践にとっては焦眉の課題への一助となることを望んでやまない。

ケアラー支援の実践モデル

木下康仁編・四六判　本体2300円　M-GTAモノグラフ・シリーズ2
978-4863390683

ケアラー支援の必要性が理解されさまざまなレベルで拡充していくためには、なによりも当事者を日常生活レベルで理解することが不可欠であり、支援の施策化が充実していくためにはライフスタイルとしてのケアラー体験という一般化した認識が社会的に共有されていく必要がある。

日本語学習動機とポップカルチャー
カタールの日本語学習者を事例として

根本愛子著　四六判●本体1800円　M-GTAモノグラフ・シリーズ3
978-4863390737

ポップカルチャーが日本語を学ぶ動機になるってホント？「ポップカルチャーが学習動機となる」とわたしたちが考えていることを知っている学生は、本当の理由を隠してわたしたちが喜ぶ話をするのだ。中東カタールの日本語学習者にたいする調査をとおして、日本語を学ぶ動機とポップカルチャーとの関係を追究する。

以下続刊

ハーベスト社

質的社会研究新時代へ向けて

江原由美子・木下康仁・山崎敬一シリーズ編集
質的社会研究シリーズ

美貌の陥穽　第2版
セクシュアリティーのエスノメソドロジー　　　　質的社会研究シリーズ1
山崎敬一著 A5判　本体2300円　978-486339-012-6 09/10

セルフヘルプ・グループの自己物語論
アルコホリズムと死別体験を例に　　　　　　質的社会研究シリーズ2
伊藤智樹著　A5判　本体2600円　978-486339-013-3 09/10

質的調査データの2次分析
イギリスの格差拡大プロセスの分析視角　　　　質的社会研究シリーズ3
武田尚子著　A5判　本体2700円　978-486339-014-0 09/10

性同一性障害のエスノグラフィ
性現象の社会学　　　　　　　　　　　　　　質的社会研究シリーズ4
鶴田幸恵著　A5判　本体2700円　978-486339-015-7 09/10

性・メディア・風俗
週刊誌『アサヒ芸能』からみる風俗としての性　　質的社会研究シリーズ5
景山佳代子著　A5判 228頁　本体2400円　9784863390249 10/08

2015年度社会福祉学会奨励賞受賞作品
軽度障害の社会学
「異化＆統合」をめざして　　　　　　　　　質的社会研究シリーズ6
秋風千恵著　A5判 本体2200円

路の上の仲間たち
野宿者支援・運動の社会誌　　　　　　　質的社会研究シリーズ7
山北輝裕　著　A5判　本体2300円

子どものジェンダー構築
幼稚園・保育園のエスノグラフィ　　　　　質的社会研究シリーズ8
藤田由美子著　A5判　本体2700円

以下続刊

ハーベスト社